失語症を解く

言語聴覚士が語る　ことばと脳の不思議

関 啓子

人文書院

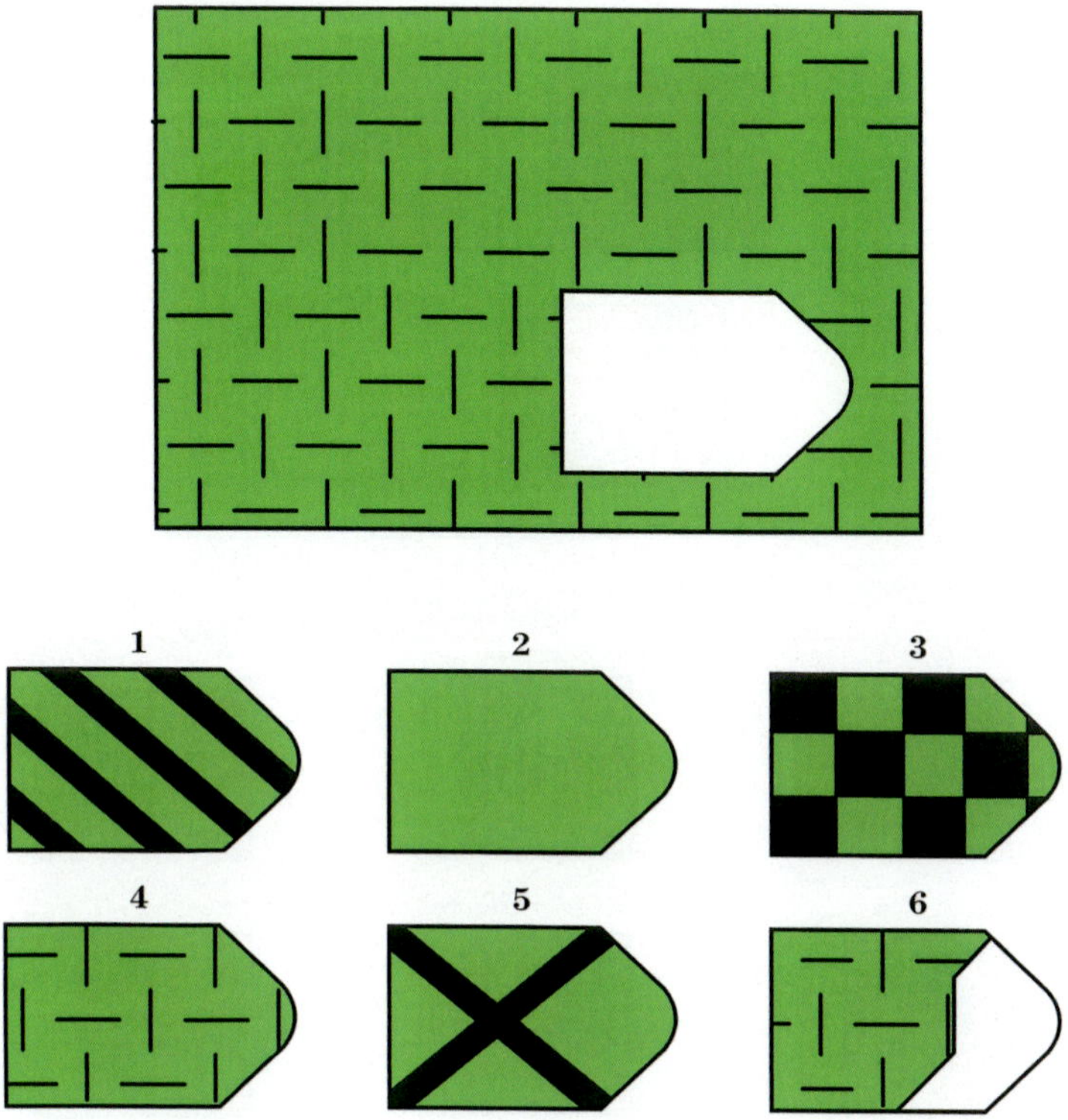

図21-1　非言語性知能検査の例(レーヴン色彩マトリシス検査　A1)

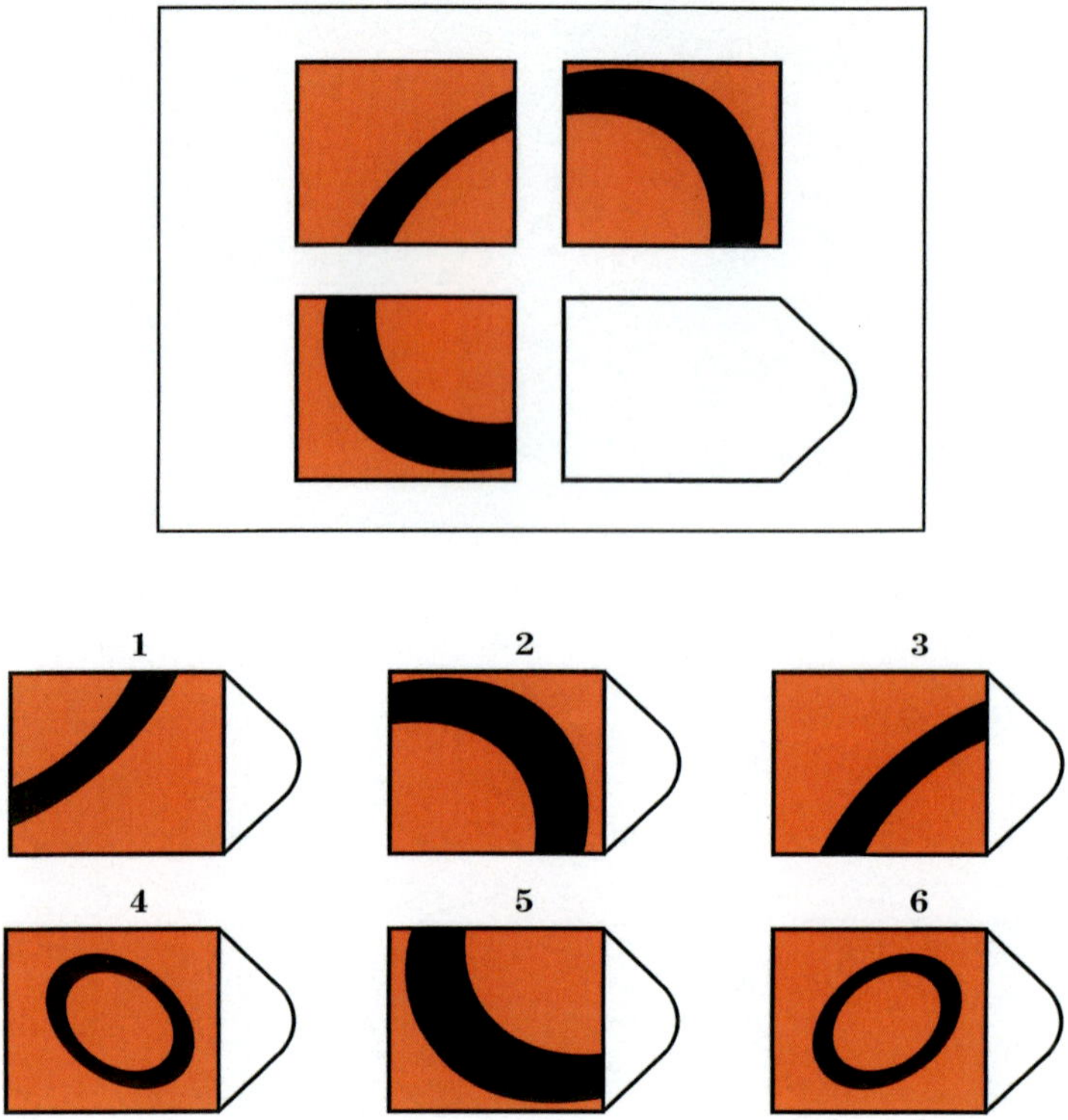

図21-2　非言語性知能検査の例（レーヴン色彩マトリシス検査　A_B6）

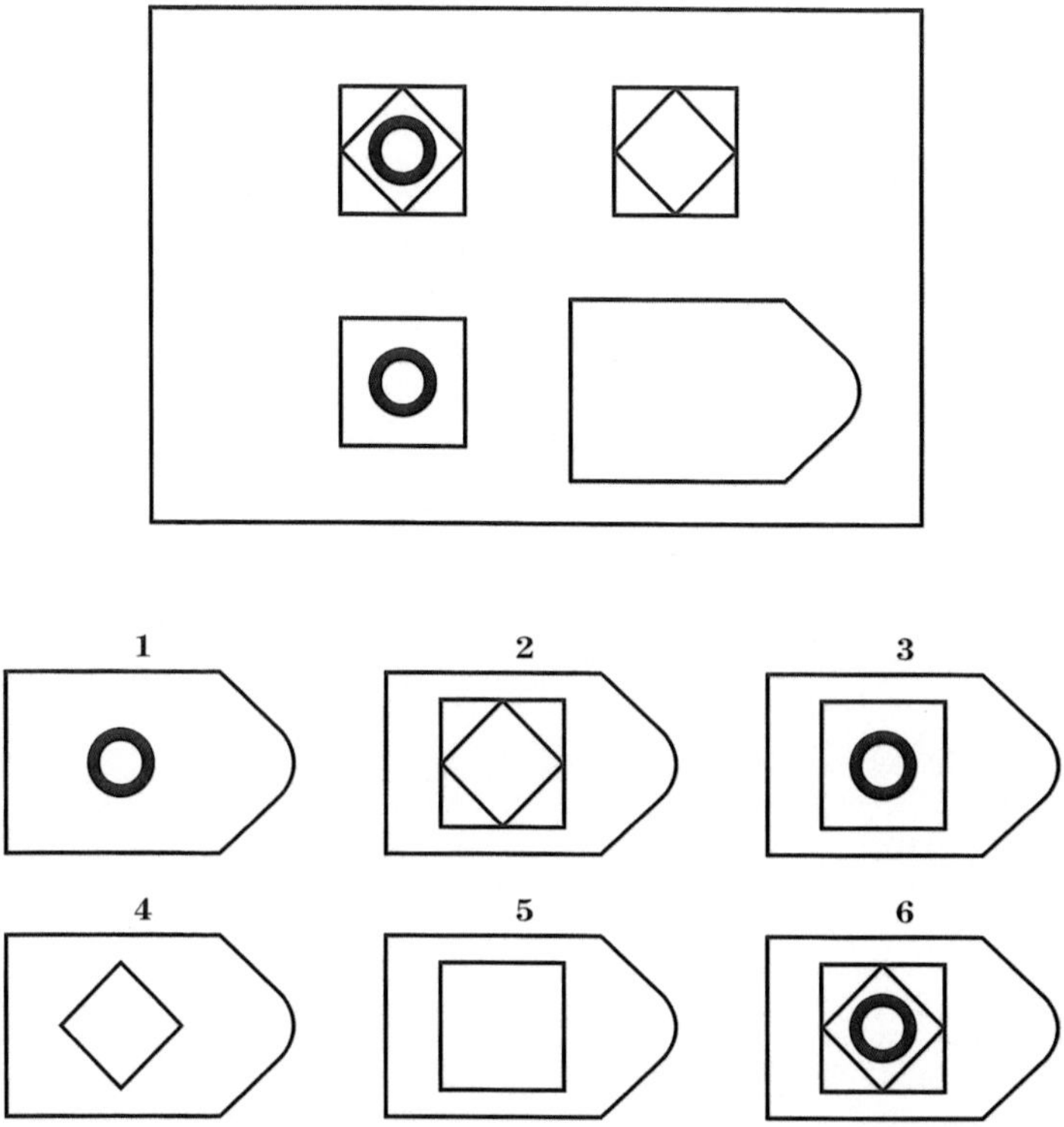

図21-3　非言語性知能検査の例(レーヴン色彩マトリシス検査　B12)

目次

第10章　失語症とともに生きる

失語症を解く——言語聴覚士が語ることばと脳の不思議

第1章　宇宙語を話す患者さん

私の人生を変えた人

あれは今からほとんど三〇年も前のことになります。それほど長い時間がたっているのに、私には今でもあのときの患者さんのことがありありと思い出せるのです。年齢は六〇歳をすぎたくらい。背の高いやせ気味のやさしそうなおじさまでした。場所は東京から電車で二時間くらいの中規模の病院です。

私はそのころ言語学を学ぶ大学生でした。中学のころから自分でも小説を書きはじめ、漠然と作家にでもなれたらいいな、などと思っていた私は、大学を受験するとき迷わず言語学を専攻しようと決めていました。なぜ文学を専攻しなかったのか、今となっては思い出せませんが、人生とはそんなものかもしれません。もし、言語学を専攻しなかったら、今の私はなかったのですから。

それはさておき、当時三年生だった私はある日の授業で「失語症」について学びました。失語症とは言語を習得した後に脳損傷によって言語機能が低下した状態をいいます。実をいうと、教授も失語症について関心はあるもののそれほど知識がなかったようで、授業は失語症のリハビリテーションを実際にしている山田先輩をゲストスピーカーに迎えて行われました。

このような言語の専門職を言語聴覚士（ＳＴ）といいますが、当時はまだ国家資格になっておらず、ＳＴ、言語治療士、言語療法士などさまざまな名称で呼ばれていました。その意味で山田先輩は先駆的な仕事をされていたわけで、それだけにその話からは先輩の熱意が感じられて大変印象深く、私は全身を耳にして聞きました。しかし、ビデオがまだ普及していない時代でしたから、山田先輩の話を聞いてもなお、私には失語症という状態をはっきりと思い浮かべることができませんでした。そこで、授業が終わると、私はすぐさま山田先輩に見学を願いでました。そして院内の諸手続きを経て、晴れて許可をもらった私は、その日、喜び勇んで病院にやってきたのです。

さて、患者さんに話をもどしましょう。私は邪魔にならないように患者さんの後ろに座って会話を聞いていました。山田先輩が聞きます。

「今日の調子はいかがですか？」

患者さんは答えます。

「それ、それはこみすぐくってこんまとけば、とりうえほんしくって、どうもとりうえほもはれましたね」

私は自分の耳を疑いました。患者さんが大まじめで話をしているのはよくわかるのですが、私にはひとことも理解できません。でも、日本語のようには聞こえます。なんとなく日本語のような調子があるからです。それに、最後には「……ましたね」と聞こえましたから、たしかに日本語です。先輩は動じた様子もなく、にこやかに続けます。

「昨夜は眠れましたか？」

患者さんは答えます。

「とても、あこりおしてくるから、とりうえほんびにいかんとそうです」

またしても私は困惑します。さすがに言語学を学んでいましたから、日本語の発音かどうか、またどんな種類の音が多いのか、などと頭の中で考えていました。今のマンガなどではこういうのを、「○■◇&%▽|×△■※~▼+★◎●#☆□◆@÷▲……」とでも表現するのでしょう。とにかくざっとみたところ、少なくとも「あいうえお」の五つの音は全部言っているし、なんとなくだけれど句読点の位置もわかります。でも、意味はまったく通じないのです。私は

驚愕を通りこし、あまりのことにどうしていいかわからず、そして大変失礼なことでしたが、おかしささえこみ上げてきて、患者さんに気づかれないようにおとなしく座っているだけで必死でした。そんな私をよそに、山田先輩と患者さんはこのような調子で大まじめに会話を続けていました。

患者さんのお名前は覚えていませんが、仮に中村さんとしましょう。中村さんとの会話を終えた山田先輩は、今度は電話の絵や犬の絵を見せて名前を言ってもらう練習を始めました。中村さんは電話の絵を見ると、部屋のすみに置いてあった電話を指さして、「あれと同じだね」とでもいうようなジェスチャーをして何か言いましたが、結局「でんわ」と言うことはできませんでした。「犬」の絵を見ると、今度は泣き声を真似しながら話していましたから、何の絵かわかっていることは私にもよくわかりました。しかし、とうとう「いぬ」という言葉も、それに似た言葉も発することはありませんでした。

次は山田先輩のあとについて、単語を繰り返して言う練習でした。先輩は、「私の真似をして言ってくださいね」と言いながら、ジェスチャーでも自分の口を示し、次に中村さんのほうを指さしました。

「い・ぬ、はいどうぞ」

中村さんは困ったような顔をして、先輩の顔を見るばかりでした。何をしたらいいのかわからない様子でした。突然、山田先輩は私の名前を呼び、ジェスチャーをつけながら、「私の真似をして言ってくださいね。い・ぬ、はいどうぞ」と言いました。私はとまどいながらも大きな声で、「い！　ぬ！」と返しました。中村さんはわかったというような表情で、「き……と……れなから……とりうみくあしなかった」と答えました。先輩が「い・と、はいどうぞ」と言うと、今度は中村さんもすかさず「えーと、さん……これは……う……うみかひ……」と答えました。

真似をして言うことはわかったものの、結局中村さんはひとつもうまく真似することができなかったのです。このような練習をしているうちに終了の時間となり、中村さんはスタスタと病室に帰っていきました。

今思うと、あの意味のわからないことばの連なりは〈ジャーゴン〉という症状だったのです。「ジャーゴン」という英語は「ちんぷんかんぷん」とか「わけのわからない言葉」という意味です。一般的には、「あの人の言うことは筋道が通っていなくて訳がわからない」とか「あの人の言うことはまったくのたわごとだ」などという意味で使われるのでしょうが、中村さんの場合はまさしく文字どおりの状態でした。〈ウェルニッケ〉というタイプの失語症の患者さんには、そんな不思議な話し方をする人がいます。私はそれから何人もジャーゴンを示す患者さんに会いました。でも、あれほど極端なジャーゴンを話す人はあとにもさきにも中村さんひとりでした。

その夜、私は宿泊先の職員寮の部屋で、中村さんのことを考えてまんじりともしませんでした。はじめて失語症の患者さんに接したら、誰でもその症状にびっくりすることでしょう。でも、中村さんのことばは、驚きという言葉ではとても言い尽くせないほど強烈な衝撃を私に与えました。私には中村さんが宇宙語を話しているとしか思えませんでした。日本語に似た雰囲気の宇宙語を中村さんが話しているのなら、それはそれで納得できます。日本語を話す山田先輩と宇宙語を話す中村さんは、それぞれの言語で会話しようとしていたのだと思えば……。二人はたしかに会話をしていたのです。なぜなら、一人が話をするときにはもう一人が聞いて、その人が話し終えると今聞いていた人が話しだすという、基本的な会話のルールは守られていたのです。でも、この会話には一番大切な「伝えるべき内容」が欠けていたのです。それなのに、二人はまじめな顔で会話を続けていたのです。

この本を読んでくださっているみなさんにも、私の受けた大きな衝撃が少しは伝わったでしょうか。こんなことが本当にあるのだろうか、というまさに天地がひっくり返ったような衝撃でした。そして次に感じたのは、「こういう患者さんを治そうとしている山田先輩ってすごいな」ということでした。その思いが、夜が明けるころには、自分もこの仕事に就きたいという気持ちに変わっていったのも、ごく自然な成り行きでした。こうして中村さんは私の人生を変えた特別な人になったのです。

でも、なぜ？

その翌日も中村さんに会うことができました。中村さんは昨日と同じく、ニコニコしながら宇宙語を話していました。私にも何か話しかけてくれたのですが、やはり理解不能でしたから、私はどう答えていいものかわからず、もじもじしてしまいました。山田先輩がうまくあいだにはいってくれたので、中村さんも気を悪くすることなく先輩と話しはじめ、私はほっとして後ろの席で二人のやりとりを聞くことができました。

昨日と同じように交わされる会話を聞きながら、私には疑問がわいてきました。「でも、どうして中村さんは気づかないのかしら？」私たちが外国人と会話しようとして、お互いの言葉が通じないことがわかったらどうするでしょう。当然、通訳を依頼するとか、通訳がいなければ絵を描いて見せるとか、辞書を使うとか、ジェスチャーを使うとか、何らかの方法を使ってお互いがわかりあえるように工夫するはずです。それなのに、中村さんは言葉が通じないことにすら気がついていない様子なのです。

耳が悪いからではないのは、誰かがノックした音を聞いてドアを振り向いたことでもわかりました。舌がまわらないからではないことも、昨日から見聞きしてきたことで明らかです。そもそも音は聞こえているのに、話し言葉がわからない、などということがあるのでしょうか？また、ロレツが回らないわけではないのに、慣れ親しんだ母国語を話せなくなるなどということがあるのでしょうか？　そのうえ、ちぐはぐな会話を自分がしているということに気がつかないなんて、そんなばかなことがあるのでしょうか？

そのときの私にはわかりませんでしたが、今の私ならもう少しうまく説明することができます。話の内容を理解できず、言いたいことがうまく言えないことこそ、私がそれから長いあいだ、患者さんと苦闘してきた失語症の本質的な症状なのですから。失語症の患者さんに実際に出会った経験がない人も、映画や小説の登場人物としてなら知っているかもしれません。たとえば、インターネットで映画の解説を少し調べただけでも『ピアノ・レッスン』の主人公は六歳のときに「話すのをやめ、失語症になった」とあり、『コリーナ・コリーナ』は「母をなくしたショックで失語症になった」少女が主人公です。また、『マーキュリー・ライジング』では「ショックで失語症になった」自閉症の少年が活躍します。

これらの解説で共通しているのは、登場人物が何らかのショックやストレスにさらされた結果、失語症になったということです。もちろんそれは大きな誤解です。失語症はいったん獲得した言語機能が脳損傷によってうまく働かなくなる状態をいうのです。ですから、心理的要因だけで失語症になったり、ショックから立ち直ると同時に消えてなくなったり、ということはないのです。たしかに心理的な要因によって声が出なくなることはあります。しかし、声が出なくなっても人の話を理解したり筆談したりすることには問題ありませんから、それは失語症ではありません。また、失語症は言語獲得後の言語機能の低下ですから、先天的な障害や発達上の問題ではなく、多くは成人にみられる症状といえます。

失語症に対するもうひとつの一般的な誤解は、これが言葉を話すことの障害だと考えられている点です。実は、失語症になれば程度の差はあっても、話すことだけではなく、話し言葉の理解や読み書きなど言語の全側面にわたって障害がみられるのです。ですから、話せないのが失語症なのではありません。

言葉が理解できないことは音を聞けないこととはちがいます。音を聞くだけなら、聴覚機能が障害されないかぎり、失語症者にとっても特別むずかしいことではありません。だからこそ、中村さんにもノックの音が聞こえたのです。しかし、聞いた言葉を聞き分け、さらに認知した音の連続（すなわち単語）がどのような意味を持つのかを理解するには、言語機能を担当する脳の部分が正常に働いていなければなりません。中村さんはこの言葉を理解する脳の部分（言語中枢）が、脳梗塞のために壊滅状態になってしまったのです。ですから、中村さんにとって、「い・ぬ」という言葉が繰り返されても「い」や「ぬ」をきちんとその音として認知することはむずかしく、ましてや「い」と「ぬ」の連続を「犬」という単語として理解することは、頭をかかえるほどの難問だったのでしょう。ですから、聞いた言葉を繰り返すのは、中村さんにとって大変むずかしいことだったと思われます。

ついでに音の理解について付け加えるならば、脳損傷によって、言葉ではないけれど意味がある、ノックのような音もわからなくなることがあります。症例数は少ないのですが、反対側の半球の同じような部分にも脳損傷がある場合です。そうなると電話の音も犬のほえ声も小川のせせらぎも風の音も、意味のない、ただの雑音に聞こえてしまうのです。

中村さんはなぜ、自分の言葉がきちんと通じていないことがわからなかったのでしょうか？それは中村さんが、失語症にくわえて〈病識低下〉という症状を持っていたためです。病識低下とは自分の病的な状態に気づきにくい傾向をいいます。失語症になっても病識低下がなければ、中村さんのように通じない会話を平然と続けることはありません。また、中村さんは病気になってから日が浅く、まだ自分の状態を客観的に把握することができなかったのかもしれません。医療の場では、失語症以外でも病識低下が問題になることがしばしばあります。精神病や右半球損傷の患者さんのなかにも、病識低下のためにリハビリテーションに身がはいらない人がいます。自分の状態が病前とはちがっていて、何らかの問題があるという意識がなければ、よくなろうという気持ちが起こらないのは、当然といえば当然のことでしょう。

あのときの中村さんにとって、山田先輩と話したり言葉の練習をしたりすることは、単なるひまつぶしにすぎなかったのかもしれません。失語症のなかではウェルニッケ失語というタイプで病識低下がよくみられます。病識低下のために、自分の話し方の問題をタナに上げて、「話しかけてもちっとも相手がわかってくれない。なめているのか！」と言わんばかりに、けんか腰になる場合もあります。中村さんはウェルニッケ失語としては重すぎるように思いますが、その特徴を示しており、病識低下も明らかでした。あのとき、山田先輩は中村さんの病識が出てくるのを待ちつつ、中村さんにとって必要な言語機能にアプローチしていたのだと思います。

ノーソンショウ

失語症は脳損傷の後遺症です。私は中村さんに出会うまで、脳損傷という状態を知りませんでした。私たちの毎日の生活を思い起こしてみると、食べたり、歩いたり、見たり、聞いたり、考えたり、言葉を話したりと実にたくさんのことをしています。それらの管制塔が脳であることを、私たちは知識としては知っていますが、実感はありません。充電が必要なわけでもなく、メインテナンスが必要なわけでもないので、意識する機会が少ないからではないでしょうか。

人間の脳はスーパーコンピューターになぞらえられることがありますが、実際はそれ以上のものだといわれています。これで故障しなければよいのですが、脳もほかの臓器と同じようにときどき故障することがあります。それが脳損傷という状態です。

ここで少しだけ脳の構造を説明しましょう。人間の脳は外から見るとクルミにそっくりです。食べ物と脳を一緒にするのはちょっと悪趣味だとは思うのですが、私はクルミを見るたびにそう思います。硬い殻は頭蓋骨、中にある左右対称の形をした実の部分が左半球と右半球のように見えます。この左右二つの大脳半球はそれぞれ特別な働きを持っています。一番はっきりしているのが言語機能で、ほとんどの人では左半球が担っており、視空間性機能は右半球が担っているといわれています。

もちろん、脳も基本的な入出力に関しては、左半球も右半球も同じように働きます。他の器官とちがうのは、それぞれの半球が反対側の体を分担している、というだけのことです。たとえば、左半球は右半身からの感覚入力や右半身への運動指令を担当し、右半球は左半身の運動や感覚を担当しているというわけです。

人間には二つで一セットの器官は他にもたくさんあります。目も耳も手も足も肺もそうです。しかし、こうした一対の器官が別々の働きをする、という話は聞いたことがありません。たとえば、右目は動くものを見るためにあり、左目は動かないものを見るためだったら、などと想像してみるだけでとても奇妙な気がします。ところが、脳の場合は基本的な情報のやりとりでは済まないような、より高いレベルの処理をするには、どちらか一方の半球が中心的な役割を果たす傾向が強くなります。

言語は人間だけに与えられた高度な精神活動ですから、その中枢もはっきりしており、左半球の前方と後方にあることがわかっています。発見した人の名前をとって、前方の言語中枢を〈ブローカ言語野〉、後方の言語中枢を〈ウェルニッケ言語野〉などと呼んでいます。ウェルニッケ言語野の後方には伝統的に読み書きの中枢と言われてきた〈角回〉があります。図1は大脳に見立てたクルミの絵にこれまで述べたことをまとめたものです。実際の脳はもっと複雑ですが、この図から大事なことは読み取れると思います。

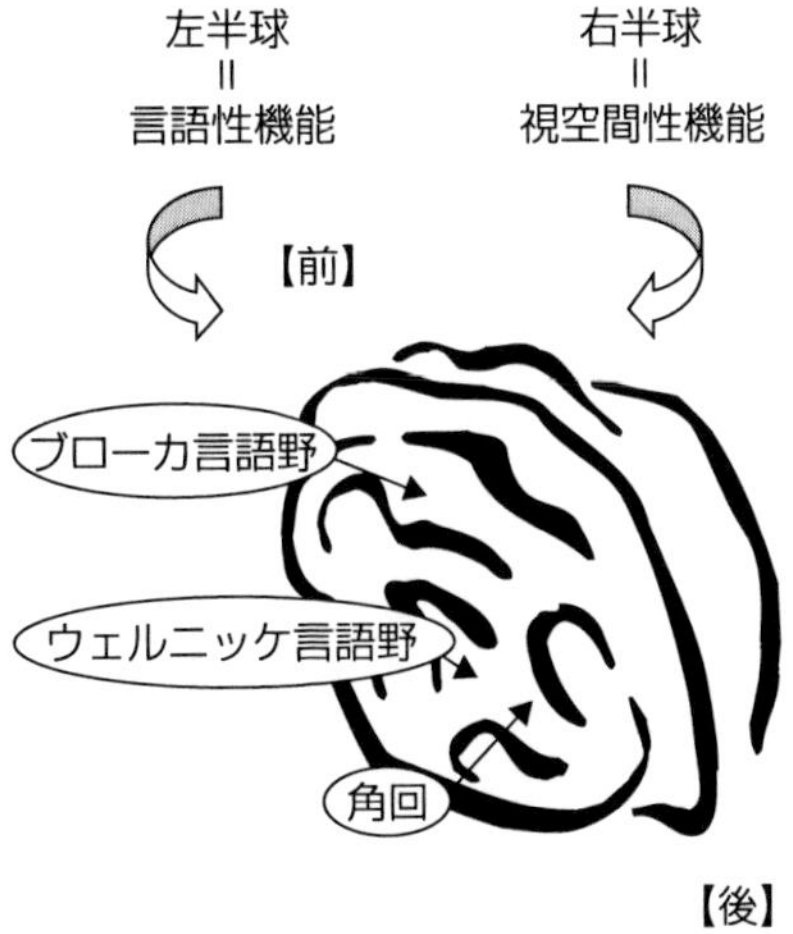

図1　大脳半球の役割と言語野

脳損傷の原因として一番多いのは脳卒中です。脳卒中は脳の血管が詰まったり流れが悪くなったりする脳梗塞《こうそく》と、高血圧や動脈瘤《どうみゃくりゅう》の破裂などのために脳の血管から出血する脳出血に大きく分類されます。どちらも血液の流れが悪くなるために、脳の神経細胞がじゅうぶんな酸素と栄養を受け取れず、死にいたります。そのため脳のその部分が担っていた機能が低下するのです。

中村さんは脳梗塞になり、損傷を受けた脳の部分がちょうど左半球後方のウェルニッケ言語野とその周辺のかなり広い範囲であったために、失語症になってしまったのです。脳損傷はこのほかに脳腫瘍《しゅよう》、脳炎、脳の外傷などさまざまな原因で起こります。脳損傷が言語野とその周辺を含む場合には失語症がみられます。したがって、失語症はいつでも誰にでも起こりうる障害だといえます。

第2章　三年後の中村さん

失語症は治るのか？

さて、一週間の見学期間を終えた私は、将来言語の専門家となる決意を胸に、病院をあとにしました。中村さんとはその後、お会いすることもありませんでしたが、中村さんの失語症はよくなったのでしょうか。おそらく、中村さんの病識低下は少しずつなくなり、失語症状も次第に改善していったことでしょう。

「失語症は治るのか？」ということは、患者さんやご家族が一番知りたい問題だと思います。脳損傷によって死んでしまった脳細胞は基本的には再生しませんから、風邪が完治するのと同じ意味で、病気の前の状態に完全に戻ることはほとんどありません。失語症を治す薬というのもまだありません。ですから、失語症が治るとは、リハビリテーションによって言葉を取り戻すことといっても過言ではありません。最終的にどこまで回復するかはさまざまな条件が関与しますので、簡単にはいえません。脳損傷が言語野をどの程度巻きこんでいるか、損傷がどのくらい大きいか、ほかにどのような障害を合併しているか、などのような医学的な問題があります。また、年齢、利き手、病前の性格、意欲などのような本人の問題、家族の理解や支援などのような周囲の条件も影響します。さらに、失語症自体のタイプや重症度、言語のリハビリテーションの内容や頻度の影響も大きいことがわかっています。病前と同じ言語機能にまで回復することはなかなかむずかしいものですが、少しずつではあっても回復していくことが多いといえるでしょう。

失語症が劇的に回復することを期待していた人には少しがっかりするような説明ですが、ちょっと考えてみてください。私たちが日本語をマスターするために、どのくらいの時間がかかったでしょうか。生まれ落ちたときから、はじめて意味あるひとことを言うまでに、一年はかかるといわれています。それまで毎日、両親は赤ちゃんに話しかけていますし、赤ちゃんもそれに応じて体を動かしたり赤ちゃん語で答えたりします。そのほか言語を獲得するために必要なたくさんの経験を一年間もの長いあいだ積んできて、やっと言葉が出るのです。その後、単語の数が増え、文法構造も複雑になっていきますが、読み書きまで含めてほぼ完全な日本語を習得するには、気の遠くなるような時間が必要です。

　外国語習得の場合はもっと大変です。多くの日本人は、長い期間外国語を習っても、その言語を実際に使いこなすまでにはなかなかいたらないようにみえます。言語の習得は、それほどに時間もエネルギーも必要な高度な作業なのです。失語症者は言語機能の中枢に脳損傷があるわけですから、通常の言語習得よりはるかに時間がかかるのは当然です。もちろん、言語をすでに習得しているという有利な条件があるのですが、その情報が蓄えられている言語野自体にダメージがあるのですから、言語機能回復までの道のりは遠く険しいといわざるをえません。

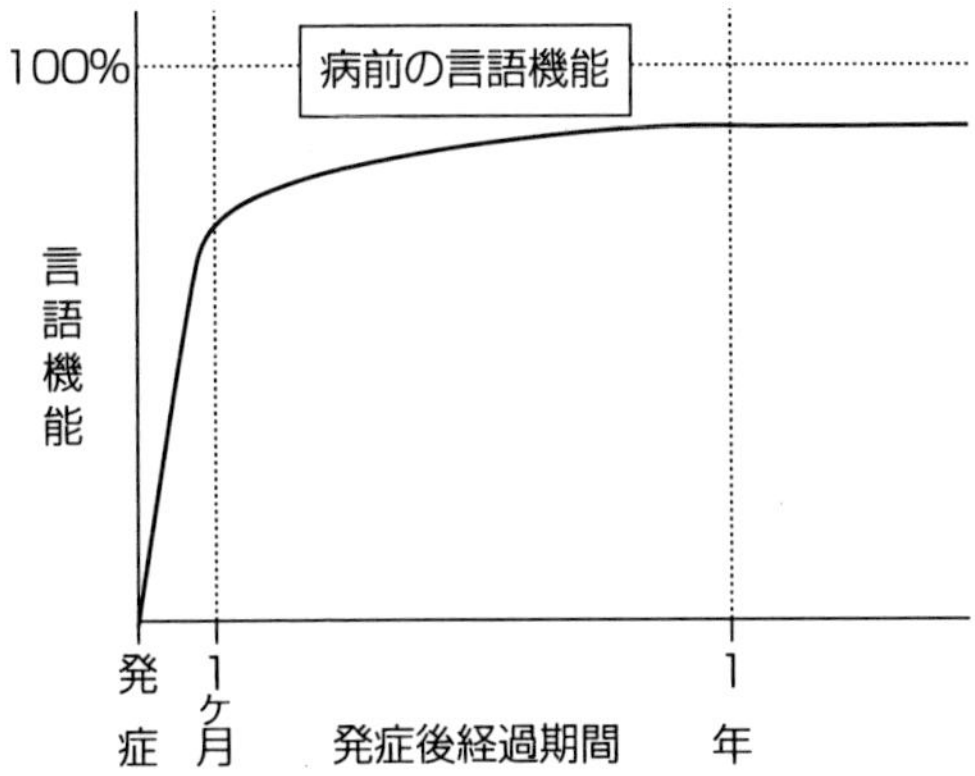

図2　失語症の回復過程

　さて、失語症の回復過程は大きく三つの時期に分けられます。図2を見てください。病気になってから一カ月ほどは、めざましい回復が見込める期間です。最初はひとことも話せなかったのに、そのうち単語が出はじめ、何もしなくてもどんどん言葉が増えていった、という場合もあります。それほどまでではいかなくても、毎日よくなっているのが実感できるので、本人にとっても家族にとっても、うれしい時期です。この時期、何か特別なことをしなくても回復するのは、病気によってひき起こされた脳内の混乱状態がおさまってくるためだと考えられています。

しかし、それを過ぎると、患者さんの言葉が順調に回復しつづける場合と、回復のスピードがにぶってしまう場合とにわかれます。この時期まで言語機能の障害が残る場合は、失語症があると考えられます。もちろん、言語聴覚士は医師の処方が出れば最初の時期からかかわります。コミュニケーションがうまくとれない場合には適切な手段を工夫したり、言語機能に関するアドバイスをご家族にしたりするのです。しかし、本格的に活動を開始するのは、失語症が明確になるこの時期からです。

まず、言語機能のどのような点がどの程度低下しているのか、どのような手段ならコミュニケーションが可能かなど言語症状についてくわしく把握します。そして、検査結果と患者さんの希望や必要性などを総合的に考えて、到達するべき長期目標と、それを実現するための短期目標を考えます。こうして、言語のリハビリテーションが段階的にすすめられるのです。この時期のリハビリテーションの内容や方法は、失語症の改善に大きく影響します。つまり、担当する言語聴覚士の果たす役割が非常に大きいのです。ですから、言語をめぐる事情がちがう患者さんひとりひとりに対して、その人が最も必要とする側面を把握し、適切なリハビリテーション法を考案しなければなりません。それはマニュアル化した方法では到底実現できません。

知識や経験にくわえ、つねに研鑽を積んで患者さんの理解に努めなければよい臨床はできません。

また、私は研究者でもありますから、患者さんに役立つ研究をしたいといつも考えています。たとえば、ある失語症状をひき起こすメカニズムが解明できれば、それにもとづいたリハビリテーション技法を開発できる可能性があります。この技法は、単なるカンではなく理論的根拠に裏づけられていますから、一人の患者さんに効果があれば、発現メカニズムを共有する他の多くの患者さんにも効果があると考えられ、臨床的な意義は大きいといえます。

さて、発症して一年ほどたつと、言語のリハビリテーションの効果がほとんどないように見える状態になります。実際には改善がまったくないわけではないのですが、変化が見えにくい状態です。ちょうど高原のように地上から上に登ったところにある平坦な状態なので、高原状態などといいます。この時期には、高原からさらに上をめざすことより、この高原で生活するのにちょうどよいライフスタイルを探すことのほうに重点が移ってきます。具体的には、失語症を持ちながら生活をすることを前提に、家庭、社会、職場で過ごすために必要な環境を調整し、患者さんや家族が直面する心理・社会的問題の解決をはかるのです。この時期には仕事を持っていた人が復職を断念しなければならなかったり、主婦であった人が家族内での役割を変更しなければならなかったりすることがあります。また、退院や外来通院の終了などというかたちで病院との関係が切れ、代わりに地域のセンターに通ったり、失語症友の会の活動に参加したり、といった新しい生活を始める人も多くみられます。患者さんや家族がこの新しい局面をどうとらえ、どう対応していくかが今後の生活の鍵ともいえる大事な問題になります。最近は病院でのリハビリテーションの期間が短縮化される傾向が目立っており、患者さんは今後の方向性を早期に決断しなければならなくなってきています。

私は、病前の自分と今の自分を比較することは、どの時期においても益がないと思っています。私は対照的な二人の患者さんを思い出します。一人は言いたいことがうまく表現できない自分に腹を立て、「情けないなあ」と繰り返すばかりでした。その人は比較的軽度の失語症でしたが、自由に言葉を操っていた病気になる前の自分を思い出してはため息をつき、落ち込んだ毎日を過ごしていました。もう一人の方の失語ははるかに重度でしたが、前向きにリハビリテーションに取り組んでいました。その人は脳卒中になった直後の、うまく話すことができなかった自分を思い出し、そこから努力と練習を積み重ね、少しずつよくなっていることを「ありがたい」と表現していました。このように病気直後の自分と現在の自分を比較する見方は、「何もできなくなったダメな自分」という自分に対するマイナスのイメージを、「やればできる自分」というプラスのイメージへと変えることができます。失った言語機能、不完全なコミュニケーションをあれこれ数えあげるのはたやすいことです。でもそこからは何も生まれてはこないのです。

　私は患者さんと「できたこと」に目を向けながら言語のリハビリテーションをしてきました。多くの患者さんは私のこの方法を理解し、前向きに取り組んでくれました。「できたこと」を意識するにはちょっとコツがいります。たとえば、昨日と同じ三枚の絵カード「家」「犬」「椅子」を使ってその名前を呼称する練習で、昨日と同じように、言えたり言えなかったりという結果だったとします。そんなときには、「昨日よりできた」と言うのはむずかしいようにみえます。私はこのとき、昨日と今日の正答率や、言えるまでにかかった時間に着目します。たとえば、「○○さんが『いえ』と言えた回数は昨日一〇回やったうち三回でした。でも、今日は一〇回のうち五回も言えるようになりましたよ」とか「○○さんは昨日『いえ』を思い出すのに一〇秒かかりましたけれど、今日は七秒でした。三秒も早くなりましたね」という調子です。変化をグラフで表すと改善の様子がはっきりわかりますので、患者さんの励みにもなります。このとき、「病気の前の自分だったら、『家』なんてすぐわかったのになあ」という気持ちでいては、今の自分が情けないと落ち込むだけです。昨日よりできるようになったと考えるほうが、どれだけ前向きにリハビリテーションに取り組めることでしょう。

究極の言いまちがい

さてその後、中村さんはジャーゴンばかりのタイプからウェルニッケ失語に移行したと思われます。ここでウェルニッケ失語にみられる特徴的な言語症状について説明しましょう。

ウェルニッケ失語の人の話し方は、遠くから聞いているだけなら正常です。中村さんも脳梗《こう》塞《そく》になった当初から、話し方自体に問題はありませんでした。しかし、近づいて聞いてみると、やはり問題がみえてきます。たくさん話しても、情報量が少ないのです。たとえば、趣味について質問すると、「えーと、あれあれ、あのな、あのこんな感じので、こんなんで、何ていうんだったかな、く、くしもって、ナニするのがふきなんだ」という答えが返るかもしれません。この中には趣味を推測できるような手がかりがほとんどありません。これを通訳すると「えーと、こんな長さで、これくらいの太さの釣り竿を持って、魚つりに行くのが好きです」とでもなるのでしょうか。ジェスチャーや表情から推測するしかありません。ジャーゴンとはいえませんが、言葉を思い出せず、また単語の言いまちがいがあるため、言いたいことがなかなか伝えられないのです。

言葉を思い出しにくいことと単語の言いまちがいは、失語症であればどのようなタイプでもよくみられる症状です。「そんなこと自分にもよくあるさ」と思われるかもしれません。誰でも「度忘れ」や「うっかりミス」でこのような言葉のまちがいをしますし、年齢を重ねるにつれてそれがひどくなったと感じたりもします。特に喉もとまで言葉が出かかっているのに思い出せないときは、大変もどかしい思いをします。しかし、失語症ではない人のこのような現象と、失語症にみられる症状とでは、量も質もちがいます。

物の名前が出てこないという症状を〈喚語困難〉といいますが、失語症では話せば頻繁《ひんぱん》にこの喚語困難が出現し、おまけに慣れ親しんだ物についてさえそうなのです。趣味についての説明をしている例でも、話の中に「えーと」や「あれ」が何度も出てきていましたし、思い出すべき単語よりずっと多くの言葉を使って「何て言うんだったかな」とまで言っています。その後の「ナニする」も、言葉が出てこないためにやむなく使った表現のようにみえます。

次に、言いまちがいの例をあげてみましょう。失語症でみられる言いまちがいを〈錯語〉といいます。「けいと」が「いとけき」に、「めがね」が「めがじ」になったり、「いぬ」が「ねこ」に、「つくえ」が「きって」になったりします。前の二つは音のレベルでの言いまちがいで、〈音韻性錯語〉と呼びます。さきほどの趣味の話では「好きなんだ」を「ふきなんだ」と言いまちがえましたが、これは音のレベルの誤りと考えられます。不思議なことに、仮名文字三つ分のところを一つよけいに言ってしまったり、仮名文字の順序が入れ替わってしまったり

表1　言いまちがい（錯語）

1.	音のレベルでの言いまちがい（音韻性錯語） 他の音になったり、順序が入れ替わったりする
2.	単語のレベルでの言いまちがい（語性錯語） 意味が異なる別の単語になる

もしています。また、あとの二つは意味が通じる他の単語への言いまちがいで、このような錯語は〈語性錯語〉と呼びます。「いぬ」が「ねこ」になるのは意味的に似ているので納得できますが、このような誤りだけでなく、「つくえ」を「きって」と言うような意味的関連のうすい他の言葉への言いまちがいもみられます。趣味の話で「釣り竿」を「くし」と言ったのはまさにこれで、まったく関係なさそうな単語への言いまちがいと考えられます。ウェルニッケ失語では音韻性錯語もみられますが、語性錯語のほうが多いようです。言いまちがいについて表1にまとめました。

このタイプの言いまちがいは生活するうえではかなり不便です。たとえば「昼ご飯何にしましょうか？」と聞かれたウェルニッケ失語の人が「トンカツ」と答えたとします。質問を理解し、きちんとした単語で表現できたのですから、一〇〇点をあげたいようなやりとりです。ところが、本人としては、「今日は胃の調子が悪いから何かさっぱりしたものが食べたい」というのが本当の気持ちだったとしたら、これはとんでもない大失敗です。患者さんは失語症のために、「おすし」と言うべきところを「トンカツ」と言ってしまったのです。

単なる言いまちがいなのですが、発した言葉が意味ある単語であったために、患者さんにとっては最も避けたい食べ物を食べなければならないはめに陥ってしまったというわけです。あるいは、患者さんは言ったのとはちがうものを奥さんが用意したと腹を立てて、派手な夫婦げんかが始まったかもしれません。

このように、語性錯語はときに困った問題をひき起こします。「どこに行くの？」と聞かれて「病院」と言うつもりが「学校」になったりするのはまだしも、「究極の言いまちがい」をしたら大変です。どんな言いまちがいが最悪なのかは人によりそれぞれちがうかもしれません。私の考える最悪の言いまちがいは、配偶者や大切な人の名前をまちがえることです。もし夫が私に向かって「けいこ」と呼ばずに、やさしく「よしこ」とでも言ったら、私は烈火のごとく怒るでしょう。こんなことから平素の人間関係がみえてしまうのかもしれません。

「朱鷺」と「土器」は同じ？

ウェルニッケ失語の最大の特徴は、聞いた内容を理解しにくい、ということです。聞いた内容を理解するためには、ひとつには言われた文章やそれを構成する単語の意味がわかる必要があります。これに必要なのは文法や語彙の知識です。中村さんは「私が言うとおり真似をしてください」と言われても、理解できませんでした。ですから、意味を理解することに問題があるのかもしれません。つまり、「真似をして言う」という教示自体が理解できなかった可能性があります。ウェルニッケ失語症者は文章のかたちで言われると、たとえ単純な文でも理解できないことが多いようです。たとえば、「机を指差してください」と言われてもキョトンとしていることがよくあります。中村さんの場合は、その後私が手本を見せたことが功を奏して、復唱を求められていることは理解できました。つまり、この段階では教示の意味は理解できているのです。

それなのに、「い・ぬ」と聞いても復唱できなかったことから、「い」と「ぬ」を正しく聞き取ることも困難な状態が推測されます。このことは、意味だけでなく、音を聞き分け、特定の音として認知することも障害されていることを意味します。つまり、中村さんの場合は意味の理解も音の認知もむずかしい、ということになります。

多くのウェルニッケ失語症者にとって、音を聞き分けることも、意味を理解することも、むずかしいようです。特に音の認知困難は、ウェルニッケ失語に共通した特徴です。言われた音が聞き取れないのであれば、自分が発する音についても、正しいのかまちがいかが判断できないという状態がおこっても不思議はありません。このため、ウェルニッケ失語症者にとって、「いぬ」と言おうとして「みと」と言っても、それを訂正するのがむずかしいのです。私たち

表2　音が聞こえているのに「聞いたことが理解できない」場合に考えられる障害

1.	聞いたひとつひとつの音が聞きとれない
2.	聞いたことの意味が理解できない

が聞いたことを理解するためには、少なくとも相手の言葉を正確に聞き取り、内容を理解するという二つのことが必要なのです（表2）。

このような場合には、音を正確に聞き取る練習をします。たとえば、「とき（朱鷺《とき》）」と「どき（土器）」などのような二つの単語を対にして言い、患者さんに今の単語の対は同じかどうかを判断してもらいます。当然、二つの単語に含まれる音の特徴がはっきりちがっているほど判断は簡単です。「とき」と「どき」の場合は「き」は共通しており、高低アクセントも同じです。ですから、判断の手がかりは語頭音だけです。その語頭音もタ行とダ行のちがいですから、濁音があるかないかという微妙なちがいを聞き分ける力が必要になります。ですから「とき」と「つる」のような組み合わせよりむずかしいというわけです。「とき」と「どき」のちがいぐらいわかりそうなものですが、実際このような課題に苦労するウェルニッケ失語の患者さんも多いのです。

もし「と」と「ど」の聞き分けがむずかしい場合は、明らかにちがう二つの音を比較するところから始めます。たとえば、「み」と「ら」のような音を聞いて、同じ音かどうかを判断する練習をします。この二つの音は上下の

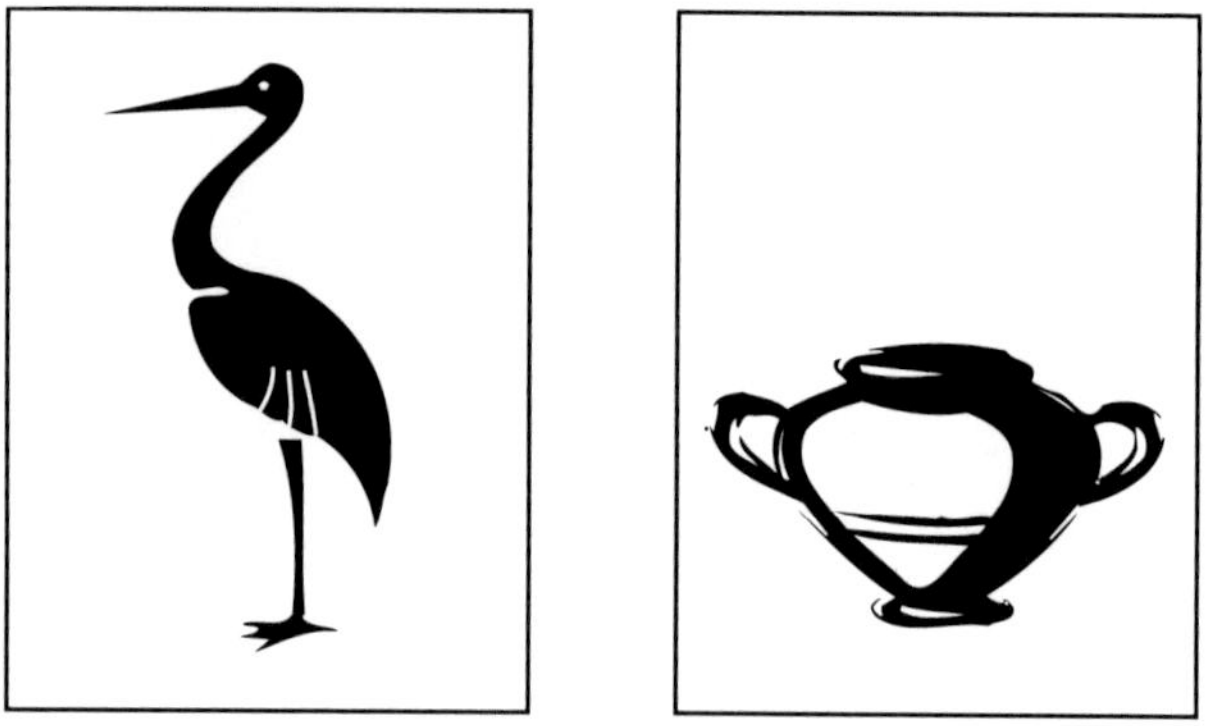

図3　朱鷺と土器

唇を合わせたり舌を弾いたりする動きがよくわかり、母音の部分も口の開け方などが異なるので、ちがいが視覚的にも聴覚的にも明らかです。さすがにウェルニッケ失語症者でも、これがわからないことはあまりありません。しかし、私はこのような明らかにちがう音の組み合わせすら、聞き分けがむずかしかった人を知っています。その人はいつも相手の口もとを見て確認しようと努力し、その様子はまさに聴覚障害を持つ人のようでした。しかし、聴覚障害では音が聞きとれれば言葉の理解ができるわけですが、残念ながら失語症の場合は音の聞き分けや聞き取りだけでなく、意味の理解という難関も突破しなければならないところが大きく異なります。

さて、音や単語の対のちがいが聞き取れるようになったら、「とき」あるいは「どき」と聞いて朱鷺の絵と土器の絵のうち正しい方を選ぶ練習をします（図3）。今度は同じかちがっているかを判断するのではなく、どちらの単語かを聞き取らなければならないので、さらに正確さが要求されます。このようにして音を聞き取る練習を単音節から単語へとすすめ、さらに短い句や文章の意味を理解したり、繰り返したりする練習などを重ねることで、聞いた内容が次第に理解できるようになっていきます。

障害の不可視性

ウェルニッケ失語症者が直面する問題のうち、私が重大だと思うことに、障害の不可視性があります。ちょっとむずかしい表現ですが、要するに障害があることが外から見てわかりにくいこと、といえるでしょうか。そもそも言語障害には、障害が消失しにくいことにくわえ、障害があることを周囲の人にわかってもらいにくく、また本人がその障害について言葉で伝えにくいという悪条件がそろっています。そのうえ、ウェルニッケ失語症者は身体的な障害も少ないため、外見上は問題がないように見えるのです。障害が外から見えにくいのは偏見を持たれにくいのでいい、と考えられるかもしれませんが、実際はそう簡単なものではないようです。

見学初日にお会いした中村さんは病院内を自由に歩きまわっていました。つまり、身体に運動麻痺《まひ》はないのです。リハビリテーションというと、手足の麻痺の機能回復訓練をまず想像するでしょう。たしかに、多くの失語症の患者さんは右側の手足が不自由になりますので、身体のリハビリテーションが必要です。ところが、ウェルニッケ失語症者は運動麻痺を伴うことは少なく、むしろ傍目《はため》にはわかりにくい視野障害の頻度が他の失語タイプより高いといわれています。

障害が外から見えにくいために生じる問題は少なくとも二つあります。一つ目は、福祉制度の恩恵にあずかりにくいことです。身体障害があれば身体障害者手帳の交付を受けて、障害の程度に応じた医療費の助成、障害者手当の給付、税金の減免、住宅に関する優遇など、経済面から日常生活面にわたる、さまざまなサービスを受けることができます。ところが、ウェルニッケ失語症者は身体機能には問題が少ないので、障害の程度が軽いと判定されて身体障害者手帳の交付が受けられないことがあります。かといって、ウェルニッケ失語症者を対象とした制度はほかにないのです。もし、身体障害者手帳が交付されたとしても、日常生活への障害の影響の大きさに不釣合いなほど軽度の等級が判定されたりします。身体障害を伴わない失語症の場合に適用される、最も重症の「言語機能の喪失」という等級は、両手の親指と人差し指を欠損した場合と同じ等級です。もちろん、両手とも指が二本なければ生活に大きな影響が出るでしょう。しかし、失語症になった場合の社会生活上のハンディキャップはそれよりはるかに大きいと私は思います。

失語症と同じようにコミュニケーション障害を持つ聴覚障害者と、失語症者を対象に、日常生活上のハンディキャップの程度を比較した報告があります。聴覚障害も障害の不可視性は失語症とさほど変わりませんが、患者さんの人数が多く補聴器をつけている場合もあることから、失語症よりは障害を理解しやすいと考えられます。この研究によると、聴覚障害では音が聞こえないために情報を得にくいというハンディキャップを、来客や電話などの音を視覚信号に変換する機器を利用したり、テレビや電話の代わりに新聞やファックスで情報を得たりする道が開かれていました。このため、聴覚障害者は失語症より重度の二級と認定されているにもかかわらず、日常生活でみられたハンディキャップの程度は失語症より少なかったということです。制度面でも聴覚障害者に対しては手話通訳や要約筆記などの援助体制が整いつつありますが、失語症者への支援制度はまだほとんどありません。

障害の不可視性がもたらす二つ目の問題は、人間関係がうまくいかなくなることです。これについて興味深い報告があります（渡邊裕子・関啓子・輪湖史子『保健・医療・福祉をつなぐ考える技術』医学書院、一九九七）。同年齢、同性の健常者に比べ、極端な低身長を示す〈低身長症〉には、成長ホルモンの分泌が十分でないために生じるタイプと、骨を形成する成長点の異常のために生じるタイプがあるそうです。前者を便宜的に〈ホルモン不全型〉、後者を〈骨疾患型〉と呼ぶことにしましょう。ホルモン不全型には治療薬ができたため、最終身長は普通よ

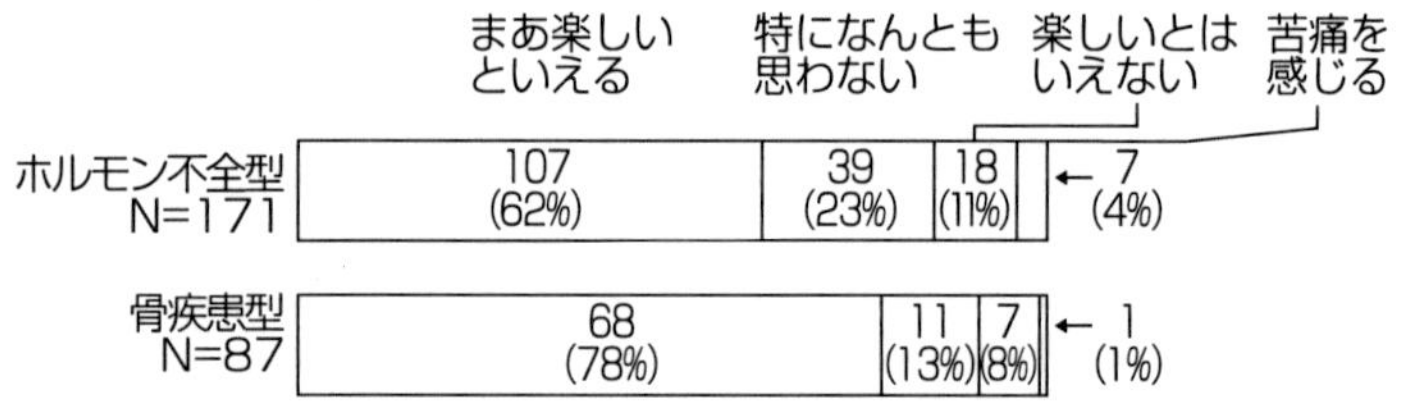

図4　2つのタイプの低身長症：「学校は楽しいか？」

り五センチくらい低い程度だそうです。一方、骨疾患型では極端な低身長があるばかりか、体型のバランスにも問題があり、ホルモン不全型より障害の可視性は高いといえます。

この二つのタイプの低身長者にアンケート調査をしました。質問は「学校は楽しいですか」「いじめを受けていますか」「親しい友人がいますか」などでした。常識的な予想は、障害の可視性が低いほうが微調整をするだけで対人関係を良好に保てる、というものでしょう。ところが、学校が楽しいという肯定的な答えは、ホルモン不全型より骨疾患型で一五％以上高かったのです（図4）。また、学校でのいじめについて、ホルモン不全型では一〇％から三〇％近い高い率で、言葉でののしり、いたずら、おもちゃにされる、無視される、暴力などを経験していたのに対し、骨疾患型では唯一言葉でののしりが二〇％と高率であったほかは、いじめられたという経験が少ないという結果でした。さらに、ホルモン不全型より骨疾患型のほうが、同性・異性の親しい友人を持つ人の割合が一〇％以上高いこともわかりました。

この結果から、障害が外から見えやすい骨疾患型のほうが、可視性の低いホルモン不全型より対人関係が良好であることがうかがえます。なぜこのような予想外の結果になったのでしょうか。この研究では、二つのタイプにおける人間関係の形成過程のちがいに着目した説明をしています。ホルモン不全型では、身長が低いと周囲から人間性について「幼い」あるいは「未熟」と誤解されやすく、対等に接してもらうためには自分を理解させる努力が普通以上に必要となります。それはなかなか面倒なことでもあり、ここから生じる心理的葛藤を回避するためにひきこもりという現象が起こりやすく、良好な人間関係が形成されにくくなります。逆に、骨疾患型では障害がはっきりしているので、周囲も障害を持った人としてその人を理解するために、ホルモン不全型のようなひきこもりに陥ることが少なく、その人らしい人間関係を作ることができるということです。この例は障害が見えにくいことが人間関係に悪影響を及ぼしていることを如実に示しています。

第3章　名を捨てて実をとる

サイフオトシタカネオクレ

ウェルニッケ失語とは対照的な失語としてブローカ失語があります。左半球の前方にあるブローカ言語野の損傷によって生じる失語です。私に強い印象を残した患者さんに登場してもらいましょう。脳出血のために右半身の運動麻痺《まひ》と失語症になった、田中さんという四八歳の主婦の方です。そのころの私は、新米言語聴覚士として自分の非力に悩みながらも、はりきって毎日を過ごしていました。

田中さんの何が印象的かといえば、まず特徴的な話し方です。ウェルニッケ失語の中村さんは宇宙語ではありましたが、話すこと自体に苦労はしませんでした。ところが、田中さんは、ひとつの単語を話すにも大変な苦労が必要でした。トットッと話すとか、口が重いとかという表現ではとても足りないのです。話しだすにも時間がかかり、途切れ途切れにやっとの思いで言っている感じですし、おまけに日本語らしくないおかしな調子の話し方なのです。たとえば、田中さんの趣味について聞くと、

「えーと……えー……あさ……あさ……あの」……あさ……ね……でん……れん……れんちゅ……れんちゅう……とうでん……こうえん……そう」こうえん……ゲート……あれ、……えー……あの……ゲーコ……ゲーボトール……ちがう……ゲートベートボール」と答えてくれました。

「朝、公園でゲートボールの練習をする」という意味なのでしょう。もし時間をはかっていれば、それだけできっと何分もかかっていたにちがいありません。聞いているこちらまで思わず体に力が入ってしまうようでした。

田中さんの話し方を少しくわしくみてみましょう。中村さんと同じく、単語が思い出せない〈喚語困難〉と言葉を言いまちがえる〈錯語〉という症状があります。「ゲートボール」は、田中さんが大好きで毎朝のように仲間と楽しんでいた趣味ですから、ゲートボール仲間との会話では何度となく登場したなじみ深い言葉のはずです。これを思い出せないのですから、事態はかなり深刻です。また、「こうえん」、「れんしゅう」、「ゲートボール」などの言葉に含まれるいくつもの音を言いまちがっていますから、音韻性錯語もかなり多いようにみえます。ブロ

ーカ失語では語性錯語もありますが、このような音韻性錯語のほうが多いといわれています。なぜなら、ブローカ失語症者は目的の音を適切に選び出すことがむずかしいからです。

さらに、田中さんには中村さんとはかなりちがった、特徴的な話し方がありました。まず気がつくのは、一つずつ単語を区切ったような話し方です。私たちは通常、まず息を吸い込み、それからある程度まとまった長さを一息で話します。一気に話せる長さは、話す速度によって個人差があるでしょうが、たいていは文の単位です。たとえどんなにゆっくり話す人でも、数句程度の長さは話せるはずでしょう。ところが、田中さんは一語一語やっとの思いで話しており、基本的には単語の単位で話しているわけで、これはどう考えても少なすぎます。おまけに、単語同士をつなぐ助詞がほとんど出てきていません。

電話やファックスがなかった時代には、「サイフオトシタ、カネオクレ」などという電報を打ったそうです。「財布を落としたので、お金を送ってほしい」という意味です。一文字単位で料金が決まっているので、できるだけ短く安くあげるために、どうしても必要な言葉だけを残した結果なのです。どうしても必要な言葉は〈内容語〉といわれ、意味を伝える重要な役割をします。この電報では、主語や目的語を省略し、さらには助詞も省いても、内容語の意味とその並び方から文章の意味を推測することができます。田中さんの話し方もこれに少し似ています。

ブローカ失語症者によくみられる、このような簡略化した話し方は〈電文体〉などと呼ばれます。英語などでは本当に電報文のような話し方になるそうですが、日本語の場合は、文章が短くなったり、文法的に単純になったり、動詞が名詞化したりすることが多いようです。田中さんの「朝、練習、公園、ゲートボール」とは「私は朝、公園でゲートボールの練習をする」という文の主語がなく、助詞と動詞が脱落し、語の順番が変わったものと解釈できるでしょう。

気がつけば外国人

ブローカ失語症者の話し方によくみられる二つ目の特徴は、目的の音がわかっても、その音をどのようにして発音するのかわからなくなる症状です。このため、言葉を発するまで長時間かかったり、タイミングが合わずに意図した音とはちがう音になってしまったり、音が引き伸ばされたり不自然なほど長い間《ま》がはさまれたり、などといった異常がみられます。同じ言葉を三回続けて言ってもらうと、うまく発音できる場合もありますが、できない場合もあり、発音する際に必要な唇や舌などの運動麻痺が原因ではないことがわかります。このような症状は〈発語失行〉と呼ばれています。

発語失行があるとリズミカルな話し方ができなくなりますが、これを〈韻律（プロソディ）の障害〉といいます。韻律とは、話し言葉をその言語らしく聞こえさせるメロディー的な要素、とでもいったらよいでしょうか。抑揚やリズム、速度などが重要な役割を持っているといわれています。英語はストレス（強勢）を中心としたリズムを持っています。一方、日本語のリズムは拍を単位としてできています。拍とは拗音《ようおん》を除く仮名一文字にほぼ相当します。たとえば「がっこう」は四拍で、「とんぼ」は三拍、「おちゃ」は二拍となります。そして、拍の長さはどれも同じであることが日本語の大きな特徴とされています。

この韻律の障害のために、ブローカ失語では話し方がまるで外国人のようになってしまうことがあります。そのほとんどは中国人とまちがえられるのですが、これはポッポッと話すことに加えて、リズムに問題があるからだと考えられます。たとえば、「さっき、おにいさんがきた」と言おうとして「さき、おにさん（鬼さん?）、きた」などという話し方をするものですから、日本語としてはとても不自然に聞こえるのです。本来ならどの拍も同じ長さで発音しなければならないのに、この例ではつまった音（促音）や長く伸ばす音（長音）などが省略されているので、日本語らしくないのです。日本語のリズムに不慣れな外国人は「えき（駅）」と「えんき（延期）」や「おばあさん」と「おばさん」を区別することがむずかしいそうです。「さっき」を「さき」、「おにいさん」を「おにさん」と言うこの患者さんの話し方は、まさにこれと同じ外国人的なものになっていたわけです。

ブローカ失語症者は努力しながら短く区切った話し方をするものの、内容的にはウェルニッ

表3　ウェルニッケ失語とブローカ失語の比較

	ウェルニッケ失語	ブローカ失語
言葉の流暢性	比較的流暢	比較的非流暢
聴覚的理解力	比較的不良	比較的良好
病識低下	よくみられる	あまりみられない
右手足の運動麻痺	あまりみられない	よくみられる

ケ失語よりはるかに多くの情報を伝えることができます。田中さんも、時間がかかり、形式的にも不完全な話し方でしたが、「いつ」「どこで」「何を」するのかは、聞き手にもよく伝わりました。流暢《りゅうちょう》に話すけれど、実質的に伝えられることは限られているウェルニッケ失語に比べて、非流暢ではあっても情報量が多いブローカ失語のほうが、コミュニケーション能力の点では実用的かもしれません。「名を捨てて実をとる」とでもいえるでしょうか。

私たちは外国語を話すときに似たような経験をします。どんなに発音がよくても、また長い文章を作ることができても、単語が思い出せないと意味は伝わりません。逆に、単語を知ってさえいれば、極端な場合にはそれらを並べただけでも、言いたいことだけは伝えられることもあります。要するに、会話において最も基本となるものは語彙であり、ブローカ失語の患者さんはコミュニケーションに必要な最低限の手段は確保できているともいえます。

さらに、ブローカ失語は、聞いた内容をある程度理解することができる点でウェルニッケ失語より有利です。もちろん、長い文章を言われたり、早口で話されたりした場合は理解するのはむずかしいのですが、単語程度ならほぼ確実に理解できます。

このように、ブローカ失語はウェルニッケ失語と対照的な症状を持っており、どちらもよくみられる失語症のタイプですから、表3に二つを比較してまとめました。注意してほしいのは、どちらのタイプでも、話したり聞いたりすることに問題がないわけではないという点です。両タイプともそれぞれに不完全ではあるけれど、一方が他方に比べて流暢とか良好とかと表現しているにすぎません。

右脳の活用法

韻律の障害は、ひとつひとつの音のレベルではなく、単語や文章のようにいくつかの音が連続した場合に、それをひとまとまりにして日本語らしく発することの障害と考えられます。つまり、ブローカ失語症者は、音を選択したり正確に発音したりすることもむずかしいうえに、話し言葉全体としての韻律の障害を伴うといえます。

流暢な印象を与えるためにはどちらも重要な要素でしょう。しかし、全体として流れるように話すことができれば、個々の単語を少々言いまちがったとしても、それほどなめらかさは変わらないのではないでしょうか。つまり、「財布落とした、金送れ」と言うときに、七五調のリズムに乗って調子よく話すことができれば、たとえ「さいふ」が「かいふ」になったところで、大きな問題にはならないのではないでしょうか。こう考えた私は、ブローカ失語症者の話し方の流暢性を高める方法をリハビリテーションプログラムに取り入れてきました。驚いたことに、この方法を会得《えとく》した多くのブローカ失語の人が、前よりはるかに楽に話せるようになったのです。

実は、この方法は私が考え出したものではありません。もとはといえば、英語圏で始まった方法で、メロディック・イントネーション・セラピー（Melodic Intonation Therapy, MIT）と呼ばれています。ＭＩＴは、左半球の言語野とその周辺を大きく巻き込むような広範囲の脳損傷のために重い失語症になった患者さんでも、歌なら歌えることがあるという観察から発展した方法です。左半球の損傷によって重度の失語症になったにもかかわらず、ときには歌詞をつけて歌うことができる、ということは何を意味しているのでしょう。歌詞は言葉ではないのでしょうか。

おそらく、歌っているとき、失語症者の脳のなかでは、音楽的機能の面で左半球よりすぐれている右半球が、歌詞を含め歌う行為全体を担っていたと考えられます。歌詞は歌の一部として埋没し、言葉を話すというより音楽の構成要素として働いていたのでしょう。そう考えると、左半球の言語野の機能が低下している失語症者でも、歌詞をつけて歌えることが説明できそうです。ＭＩＴは言おうとする句や文章を、最初は歌い、次第に音楽的要素を減じながら、最終的には普通の話し方でなめらかに言えるようにする方法です。

英語圏で開発されたこの方法は、当然英語に合うように作られています。日本語は言語として英語とかなり異なる部分がありますので、私はMITを日本語の特質に合わせて改訂し、細かく段階的に練習できるプログラムを作りました（関啓子・杉下守弘　一九八三）。さらに、日本語特有の四拍子のリズムに合わせて手拍子を打つことで、調子のよい韻律の流れを作るようにしたのです。

本題から少々はずれますが、私がどのように日本語のリズムを利用してMIT日本語版を作ったかを説明しましょう。私が工夫した点は、(1)二拍をひとまとまりにして全体で四拍子のリズムを作り、手拍子をつけること、(2)高低二種類のアクセントによる音楽的流れをつくること、の二つです。特に最初の点がユニークなので、少しくわしく述べます。

日本語には五七調とか七五調と呼ばれるリズムがあり、これを利用した俳句や短歌はよく知られています。また宣伝文句にもこのリズムがしばしば使われます。たとえば「ふるいけや、かわずとびこむ、みずのおと」や「こうさてん、わたるえがおに、まつえがお」にはいずれも五七五調が用いられています。何度か口ずさんでみてください。最初の五の後には間をおいているのに七の後は続けていることに気づきます。

これは日本語のリズムの基本単位である拍の特質が反映された現象です。拍はひとつだけでは不安定なため、二拍ずつまとまりやすいといわれています。また、どの拍も速くなったり遅くなったり変化するようなことはなく、ほぼ同じ長さで発音されます。このため、奇数拍では無意識のうちにどこかに間を置くことによって、全体として四拍子のリズムを作り出しているのです。つまり、実際は「ふるいけ　や𝄾𝄾𝄾　𝄾かわず　とびこむ　みずのお　と𝄾𝄾𝄾」に近い調子で話されるのです。日本語には「がくわり」や「パソコン」など四文字に省略された言葉が大変多いのも、日本語のリズムが四拍子になりやすいことの反映と思われます。

さて、私は練習する素材に四拍子になりやすいものを選び、調子よく話せるように工夫を加えました。たとえば、「どんぐりころころ」の歌詞を四拍子で言うと「どんぐり　ころころ　どんぶり　こ𝄾𝄾𝄾」となります。その楽譜（図5-1）と、日本語の高低アクセントにしたがって歌詞を二種類の高さに振り分けたＭＩＴ版（図5-2）を見比べてください。類似点や相違点がわかるでしょう。

なお、このようになじみの歌をＭＩＴに転用するのは効果がないといわれています。なぜなら、それは単に歌であり、言葉ではないからです。したがって、この歌と同じパターンの語や文の練習を目的にこれを使ってはいけません。患者さんはなじみの歌詞で歌おうとして混乱するだけです。当然のことですが、練習の素材を選ぶ際には、患者さんの発話能力と必要性を考慮することが必要です。

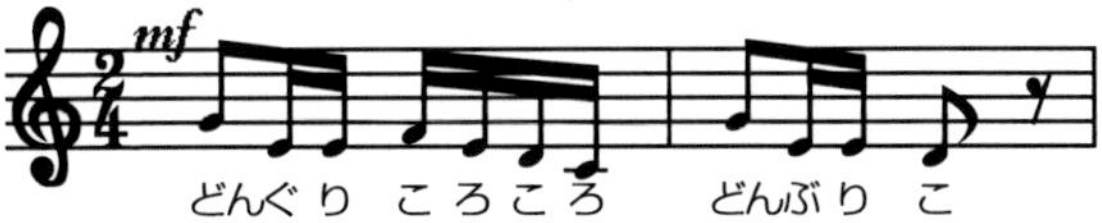

図 5-1 どんぐりころころ

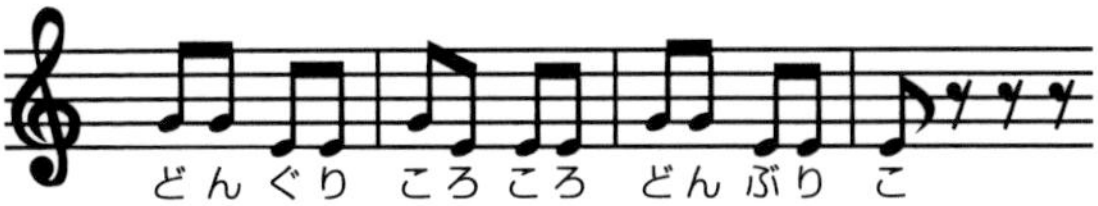

図 5-2 **MIT** 版どんぐりころころ

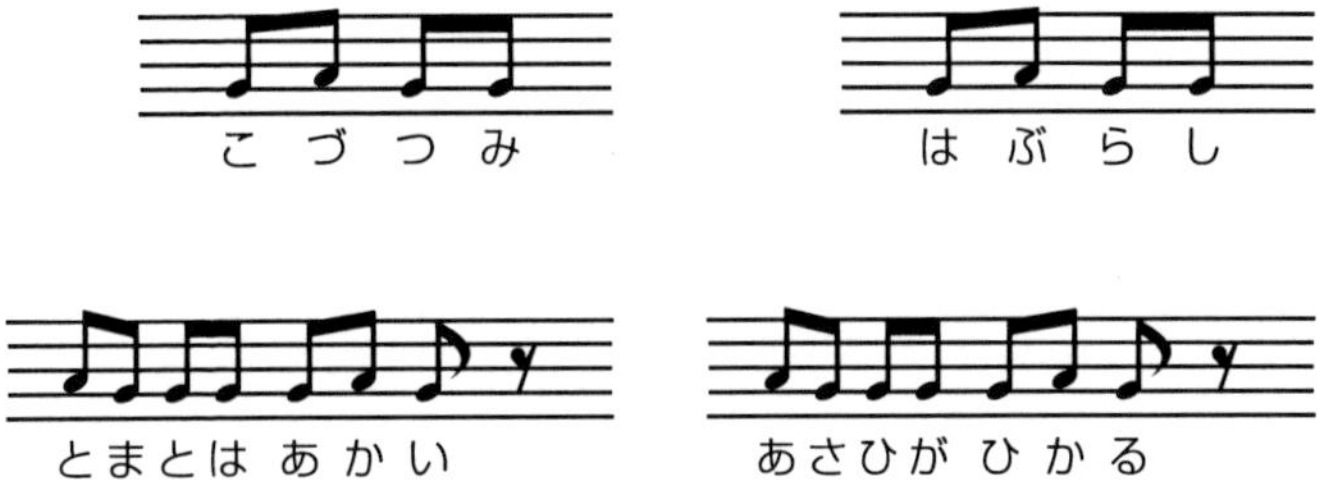

図 5-3 日本語版 **MIT** パターンの例

また、高低アクセントは地方によって異なることにも配慮しなくてはなりません。たとえば、「箸《はし》」と「橋《はし》」は、私の出身地である東京と、現在住んでいる神戸ではまったく逆です。ですから、患者さんにとって必要度の高い表現を素材とし、患者さんが慣れ親しんだ高低アクセントにもとづいたメロディーラインを作る必要があります。図5-3は東京アクセントで作ったMITパターン例です。これを最初は一緒に歌うことから始め、次第に声を落として患者さんが一人だけで歌ったり少し後から繰り返したりしながら、次第に高低の差を少なくし、手拍子だけでリズムを取りつつ、最終的には普通の話し方に移行していくのです。

「右脳を鍛《きた》える」をうたい文句に知育・教育玩具がブームになったことがありました。人間の脳は筋力トレーニングのようなかたちで鍛えることができるのかどうか、あるいは右半球と左半球はつながっているのに、いずれか一方だけを鍛えることが可能なのかどうか、私には疑問です。あまりこうした宣伝文句に煽《あお》られる必要もないようにも思います。ただ、多くの人において言語機能は左半球に、視空間的な機能は右半球にかなり偏ったかたちで組み込まれているのは確かなことです。右半球の損傷によって失音楽という症状が出現することなどの臨床的観察や、最近の脳機能研究の結果から、音楽的機能は右半球優位だと考えられます。最近のMITに関する機能画像研究の結果は、その音楽的側面が失語症者の右半球に働きかけ、さらに左半球の活動を高めたことを示しています。

第4章　十人十色

キーワード法

失語症では、話し言葉と同じくらい読み書きにも障害が出ますから、文字を日常的に使う患者さんにとっては、話し言葉と同様に、読み書きにおいてもつらい状態に陥ります。そこで、書くことについて少し考えてみたいと思います。

文字が書けない原因としていくつか考えられます。まず、書きたい単語自体が思い出せない、という失語症の喚語困難が原因である場合です。また、文字の形を思い出すことができない場合もありますし、文字の書き順がわからなくなったり、形をうまく構成することができなくなったりという場合もあります。書きたい単語を思い出すことができたとしても、多くの失語症者にとって、仮名文字の形を思い出すことは容易ではありません。なぜなら、失語症では音とそれに対応した仮名文字の結びつきが崩れてしまうことが多いからです。このために、仮名文字を書くことに大変苦労することが多いのです。

それでは、失語症の人はかな文字を書くことはあきらめなくてはならないのでしょうか。いえ、そんなことはありません。他のなるべく障害されていないやり方を使えばいいのです。そういうわけで考えられたのが、キーワード法というものです。これは障害されている音と文字の対応関係を利用するのではなく、意味と文字との対応を活用するという、いわば迂回《うかい》ルートを利用した考え方です。

たとえば「あ」を書くことを考えましょう。通常は「あ」という音に対応したひらがな「あ」を思い出すわけですが、代表的なキーワード法では「あめ（雨）」のように意味のある単語を使います。そして「あ」と「め」ではなく、「あめ」全体をひとまとまりにして書く練習をするのです。こうすることによって、単語の意味を利用することができます。雨が降っているときの音や濡れた服、傘や長靴、水たまりなど、雨という単語が内包しているイメージも一緒に利用できるかもしれません。そして単語としての「あめ」が書けるようになってから、語頭の文字「あ」を取り出すことによって、「あ」という文字が書けるようになる、というわけです。同様のことを「いす」の「い」、「うま」の「う」のようにして練習を重ねます。図6

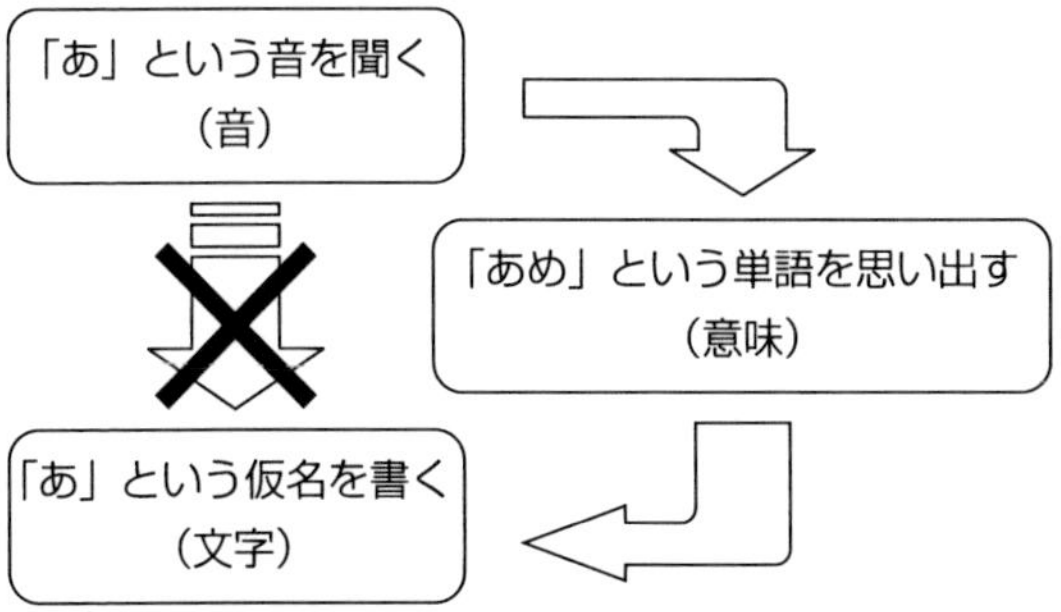
「あ」という音を聞く
（音）
「あめ」という単語を思い出す
（意味）
「あ」という仮名を書く
（文字）

図6　仮名文字「あ」の書き取り

にキーワード法を図解しました。

この方法は就学前のこどもが文字を覚えるときにもよくやっています。この年齢の子どもたちにとって、単に文字を覚えるより意味を利用する方が覚えやすいのかもしれません。そう考えると、キーワード法は失語症者にとってもよい方法だと思われます。

私はかつてキーワード法を利用したリハビリテーションの効果について検討したことがあります（Sugishita M, Seki K, Kabe S et al., 1993）。私たちは五十音図のうちア行、サ行など奇数行についてだけキーワード法で練習をしました。偶数行については練習をせず、練習前後でどのくらい成績が変化したかを奇数行と偶数行で比較したのです。自然にできるようになったら奇数行だけでなく、偶数行でも成績が改善するはずです。しかし、キーワード法が効を奏したのなら、奇数行だけに改善がみられるはずです。

結果ははっきりしていました。当初どの行の文字もほとん

表4　仮名文字と漢字の特徴

文　字	音との結びつき	意味との結びつき
仮名文字（表音文字）	強い	弱い
漢　　字（表意文字）	弱い	強い

どできなかった患者さんのうち、半数近くがこの方法で練習した行についてだけ、成績が改善したのです。

仮名文字の話が出てきたついでに、日本語で使われているもうひとつの表記体系、漢字について説明しましょう。仮名文字は音との結びつきが強く、文字自体は意味を持たないので、表音文字と呼ばれています。一方、表意文字である漢字は音との結びつきは少なく、むしろ意味との結びつきが密接です（表4）。日常生活上、最低限必要な漢字の数は三千もあるそうで、この学習に膨大な時間が必要なことが、ときに教育の場で問題視されることもあるようです。また、同音異義語が多いことや形が複雑なことも漢字学習の問題点としてしばしば指摘されます。ところが、失語症者にとっては漢字が役に立つことがよくあります。なぜでしょうか。

それはまさに漢字の特徴である意味との結びつきを利用できるからです。「いぬ」という言葉を聞いたり「いぬ」という文字を見たりしても、音と仮名文字との結びつきが切れてしまった患者さんには、その意味を理解することは困難です。しかし、「犬」という漢字を見れば、たとえそれを声に出して読むことができなくても、漢字とその意味との関係が切れていないかぎり、漢字を見るだけで単語の意味は理解できます。同様に、「いぬ」の絵を見れば、たとえその名前を声に出して言うことができなくても、「犬」と書けることがあります。つまり、読み書きに際して、音を介するルート以外に意味を介するルートがあり、漢字は意味と直結しているために、患者さんにとって理解しやすい場合があるわけです。仮名文字がほとんど読めないはずの患者さんが、「今晩の夕食は冷蔵庫の中の焼肉です。電子レンジで三分間温めて食べてください」という長いメモを理解できることもあるのです。このとき、この人は漢字の部分だけを拾いあげて意味をつないで理解したのだと思われます。

このように、個々の漢字が意味を持ち、文章の中では実質的な内容を表すために、失語症の患者さんにとってはありがたい存在である場合があるのです。表音文字である仮名文字と、表意文字である漢字の両方を、今でも日常的に使っている言語は日本語だけだそうです。このため、日本人の読み書き障害は世界的に注目されており、脳内の文字情報の処理に関しても多くの研究がなされています。

コブタヌキツネコ

「しりとり」という遊びはもちろんごぞんじでしょう。誰かが「コブタ」と言ったら次の人が「タヌキ」、その次の人が「キツネ」、さらに次の人が「ネコ」というように最後の音から始まる単語を探して、順番に単語をつないでいく単純な言葉遊びです。我が家では、息子が大学生になった今でも、家族全員で「しりとり」を楽しみます。ちょっと陰険に、特定の誰かのところにいつでも同じ音、それも「り」のような、もともとそれで始まる単語が少ない音がいくように仕組むのです。これは単純なようで頭を使いますし、語彙《ごい》も増えますので、手軽にできる「頭の体操」としてはなかなかすぐれています。

さて、この「しりとり」はブローカ失語症者にとっては大変すぐれた教材になります。なぜなら、ブローカ失語では単語をバラバラに分解し、いくつの音からできていて、どの位置になんという音があるか、ということがわからなくなる場合が多いからです。たとえば「まくら」を「くまうり」と言いまちがったとします。このとき、この患者さんは「まくら」が三つの音からできあがっていることに気づいていなかったと推測されます。このような場合、まず「まくら」に含まれる音の数だけ碁石を置く、というような練習をします。碁石がない場合は紙に○を書いたり、指で数えたりしても同じことです。

それができたら、次は「まくら」には「ま」と「く」と「ら」という三つの音が含まれていることを理解するための練習をします。この練習としては、まず「まくら」と言ってから、「今言ったなかに『ま』はありましたか？」と聞く方法が一般的です。「ま」の代わりに、

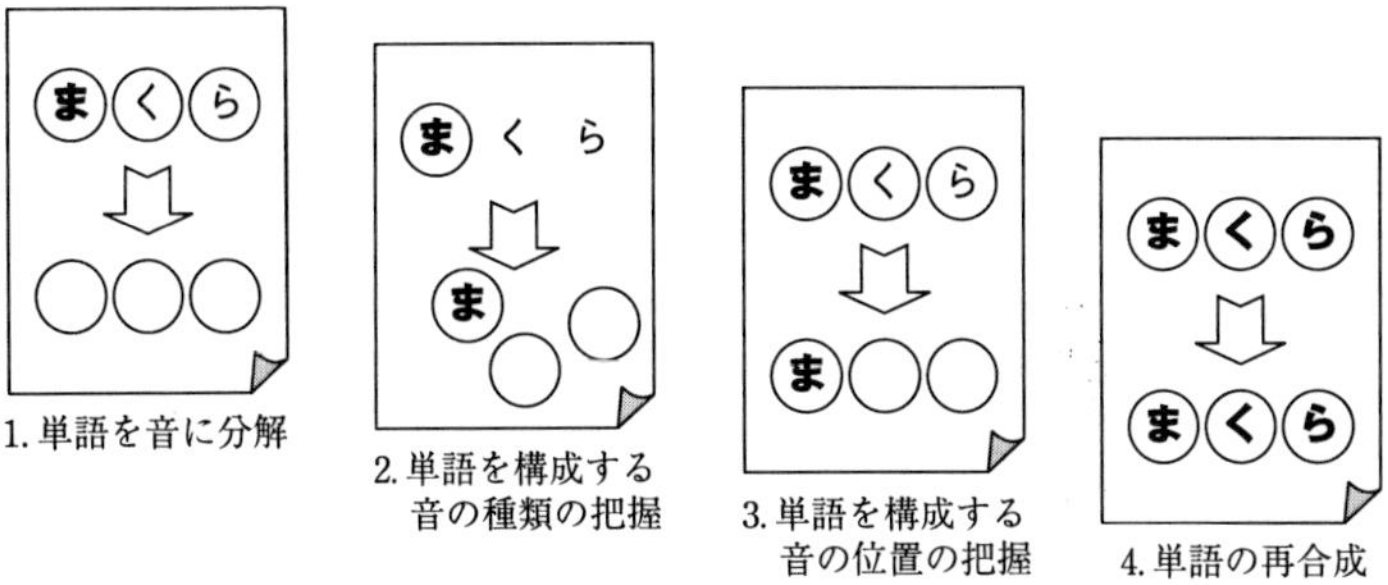

図7　「まくら」の音の意識化

「く」や「ら」を目標の音にしてもかまいません。仮名文字が読める場合には、文字カードを使うこともあります。この段階では正しく音（文字）を配列する必要はなく、単に単語を構成する音（文字）が理解できることを目標にします。

　これができたら、次に「ま」「く」「ら」というそれぞれの音（文字）が語のどの位置にあるか理解する練習をします。このときは「まくら」と言ってから、「『ま』はどこにありましたか？」と聞いて三つ並べた碁石のうちの該当する位置を指したり、その位置に文字カードを置いたりします。もちろん、この段階では最初の位置に「ま」があることがわかれば正答です。同様に「く」や「ら」についても行います。

　最後に、語頭、語中、語尾の音（文字）を正しく並べる練習をします。よく行われるのは、「ま」「く」「ら」の三枚の文字カードにもう一枚無関係のカードを加えてバラバラに並べ、正しい単語になるように並べなおしてもらう練習です。ここまでできれば、あとはそれぞれの音を正確に表出すればよいのです。

この一連の過程を図7に示しました。これはちょうど「しりとり」をするときに、私たちが無意識にやっていることとよく似ています。

しりとりにはもうひとつ患者さんにとって役に立つ効用があります。仮名文字が書けなくなった場合に、仮名文字を再獲得するための準備になることです。仮名文字は特定の音（正しくは音節といいます）とひとつずつ対応しています。しりとりをとおして単語に含まれるひとつひとつの音を意識することは、それぞれの音と対応した仮名文字を意識することにつながります。ですから、しりとりに代表される「音（音節）の意識化」は、仮名文字の習得に欠かせない条件ともいえるのです。

仮名文字習得中の幼児を対象に、「こども」のような三文字単語を使った実験では、「いくつの音からできていますか」に正答するほうが、「『こ』はどこにありますか」に正答するよりやさしかったそうです。また、単語内の位置としては、語頭の音（「こ」）を取り出すことが最もやさしく、ついで語尾の音（「も」）がやさしく、語中の音（「ど」）は最もむずかしかったということです。そしてこれらすべての質問に正答できた幼児は、すべての仮名文字を習得できていたそうです。ここまで読み進んでくると、さきほど説明したブローカ失語の患者さんが単語を音に分解したり単語のなかの音を取り出したりした練習と、こどもの仮名文字習得の過程がほとんど同じものであることに驚かされます。単なる子どもの遊びのようにみえる「しりとり」も、これだけ奥の深いものであったとは、ちょっと意外な気がしませんか。

文章を組み立てること、理解すること

文章は、考えてみれば不思議なものです。いくつかの単語を、その言語に特有の規則に従って並べることによって、まとまった内容を伝えることができるからです。そこには文法という要素がはいってきます。私たちがはじめて習った英語は"This is a book."や"I am a girl."のような単純な構造でした。日本語の文も同じで、簡単な構造から習得が始まります。

子どもが最初に口にする文章は〈一語文〉と呼ばれますが、これは要するに単語です。たとえば、「ママ」という単語だけで、単にお母さんという単語の意味だけでなく、「ママがいる」、「これはママの服よ」、「ママどこにいるの?」のように、いろいろな内容を表現することができます。その意味で文と同じ機能があるともいえるので、単語であっても文というのでしょう。そのあとにみられる〈二語文〉は「パパ、ネンネ」のように単語を二つ並べただけのものです。ここには助詞はみられません。こうして、次第に複雑な文章を組み立てたり、理解したりすることができるようになるわけですが、その順序には階層性があるといわれています。

たとえば、「サルがボールを追いかける」という文章は、「サル」と「ボール」と「追いかけ

る」という単語の意味さえわかれば理解できます。極端な場合は単語だけを並べても、また単語の順序を並べ替えても意味はとおります。プローカ失語の田中さんの文章もそうでした。それでも意味はわかります。これが最も基本的な段階です。失語症の患者さんにとって、単語の意味がわかりさえすれば、このような文章を作ることも、理解することも可能なわけです。ですから、この文章を聞いたり読んだりして、「サルが風船を追いかけている絵」や「象がボールを追いかけている絵」などのなかから、文の内容にあった正しい絵を選び出すような課題は、比較的やさしいといえます。

次は、「おじいさんがおばあさんを追いかける」の段階です。これは追いかけるのはおじいさんであることがわかれば、単語の意味を順番に追っていくことで理解できます。「サルがボールを追いかける」というような文では、「ボールがサルを追いかける」ことはありえません。ところが、この段階になると、困ったことに、「おばあさんがおじいさんを追いかける」場合が考えられるので、単純に単語の意味だけで理解すると、文全体の意味を誤ってしまう可能性が出てきてしまうのです。ですから、失語症者は、「おじいさんがおばあさんを追いかける」のか、「おばあさんがおじいさんを追いかける」のか、区別できずに迷ってしまうことがあります。

さらにもっと上の段階として、「ネズミをネコが追いかける」があります。これは「ネコが

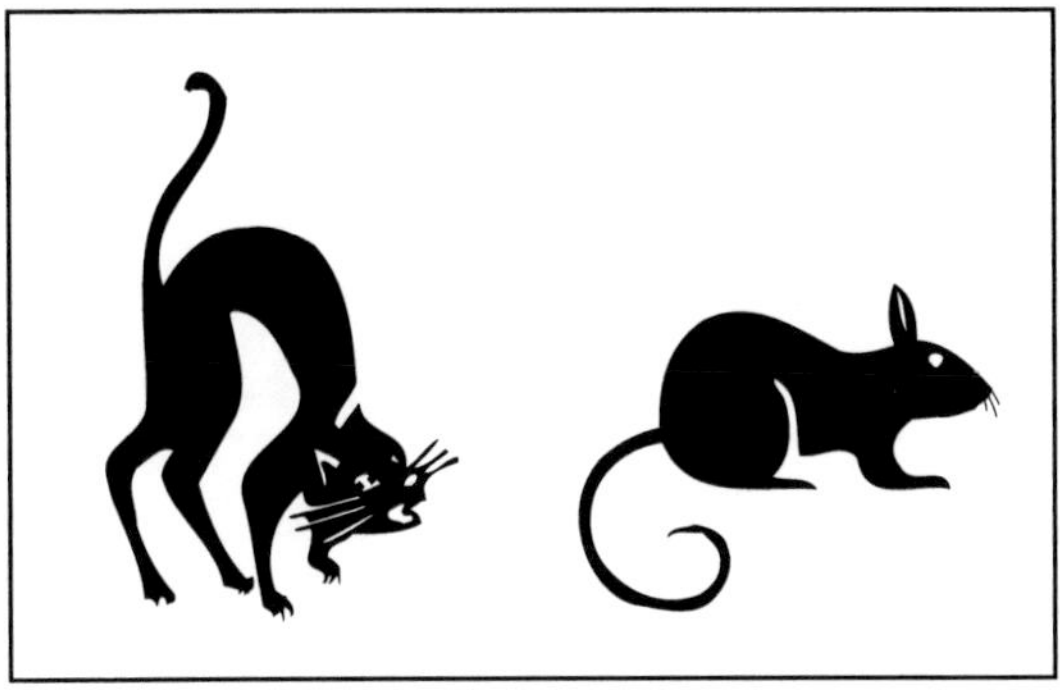

図8　「ネズミをネコが追いかける」

ネズミを追いかける」と同じ意味ですが、最初に出てくるネズミのほうを追いかける主体だと考えてしまうと、文全体が別の意味になってしまいます。たしかに、「トムとジェリー」というアメリカのマンガにはそのような場面がありますから、内容的にありえないわけではありません。ですから、このような文章を理解するためにはどうしても「ネズミ」のあとの助詞「を」や、「ネコ」のあとの助詞「が」まできちんとわかっている必要があるのです（図8）。失語症者にとって、助詞まできちんと理解するのはかなり大変なことのようです。ですから、「鉛筆と本にさわってください」と「鉛筆に本でさわってください」と「鉛筆で本にさわってください」の区別がつかず、鉛筆と本をどう動かしてよいかわからなくなってしまうことがよくあります。

表5　ことばの四側面

種　類	使う手段	発　信	受　信
話し言葉	音　声	話　す	聞　く
書き言葉	文　字	書　く	読　む

不要は無用

私たちは無人島にでも住んでいないかぎり、ほとんど毎日人と会話しますが、読んだり書いたりせずに一日過ごすことはあるかもしれません。失語症者にとっても状況は同じです。つまり、文字に関しては、その人によって必要度がかなりちがうのです。

失語症の人に「言葉について一番困っていること」を聞くと、多くの人は「言葉がうまく話せない」ことをあげます。言葉によるコミュニケーションには、音声によるものと文字によるものがあります。そしてどちらにも発信と受信の側面が考えられます（表5）。このような分け方をすると、言葉によるコミュニケーションは、表のように「話す」「聞く」「書く」「読む」という側面に分類できると思います。うまく話せないというのは、おそらく音声による発信と受信がむずかしいという意味でしょう。

音声によるコミュニケーションができれば文字によるコミュニケーションはあまり必要ない、と考える人は案外多いようです。病前によく新聞や本を読んでいた人にとっては、読めないことは大変苦痛でしょうが、もともと読むことが好きではない人もたくさんいます。最近は文字離れが進んで、出版社の経営が苦しいという話も聞きます。同じように、病前によく手紙や日記を書いていた人にとっては、書けないことはつらいことでしょうが、もともと書く習慣がない人にとっては、大きな障害にはなりません。このように、文字によるコミュニケーションの必要性は、病気になる前の読み書き習慣に依存するのです。

読み書きの障害が非常に重い失語症の方に出会ったとします。その人に対して言語聴覚士は文字のリハビリテーションを即刻開始するでしょうか？ 答えはノーです。もしその人が文字を使ったコミュニケーションを大切にしており、失語症になったあとでも読んだり書いたりしたいと希望する場合に、適切なプログラムをたてるのです。つまり、その人の生活に不要な側面に対してアプローチするのは無用だということです。逆に、単語の読み書きも不十分な状態なのに、新聞を読んだり日記をつけたりするような練習を希望する人がいます。病気になる前は教師などのような知的な職業についていた人に多いようです。きっと、今やっている単語程度の読み書き練習が幼稚に思えてしまうのでしょう。このような人は文字言語の必要度は高いのですが、だからといって希望どおりの練習が最も効果的とはかぎりません。いきなり高度な練習を始めても、基礎的なことができていなければ実用性はないからです。その場合には、パソコンを使用した文字入力練習などを取り入れるとよいかもしれません。もちろん、最初からローマ字入力というわけにはいかないでしょう。しかし、キーボード上の仮名文字をさがして入力し、いくつかの仮名文字を漢字変換することなどは可能です。電子機器を用いることで、本人も意欲的に取り組むことができるうえに、工夫次第で今後に生かすことができるでしょう。どのような方法を用いるにしても、ただやみくもに高い水準を追い求めるようなことは避けなければなりません。このように、リハビリテーションの目標や内容は患者さんの数だけあるといっても過言ではありません。

第5章　この一言が私のすべて

「おはよう」

ヨハン・シュトラウスII世作曲の『こうもり』という喜歌劇のなかに、フランス人になりすました登場人物がフランス語で話しかけられ、どんな質問にも自分の知っている唯一のフランス語「メルシィ」で応じている、なんとも奇妙な会話の場面があります。

実は私にもこれと似たような経験があります。会話の相手は鈴木さんという五八歳の男性でした。『こうもり』と大きくちがうのは鈴木さんが失語症だったことです。この方は、ブローカ言語野もウェルニッケ言語野もすっぽり入るほど大きな脳梗塞《こうそく》のために入院していました。当初は意識もはっきりせず、ベッドに寝たきりだったそうです。リハビリテーションといえば、手足の動きが悪くならないように、毎日二回、理学療法士（ＰＴ）が鈴木さんのベッドを訪問するだけで、その間は生きること自体が鈴木さんの最大の課題でした。意識がはっきりし、車椅子に三〇分程度座っていられるようになるまでに、かなりの時間がかかりました。

こうして、鈴木さんが言語室に来室したのは、発症から二ヵ月を過ぎたころだったと思います。鈴木さんの失語症は非常に重く、どんな質問にも「おはよう」と答えるだけでした。もちろん、話し言葉だけでなく、読み書きにも大きな障害がありました。言語機能の全側面にわたって重い障害がある、鈴木さんのような失語タイプを全失語といいます。重度全失語の話し方で特徴的なのは、発することができる言葉が非常に限られていることです。「うん」や「えーと」のような、意味のある短い言葉が中心であることも、「しゃかしゃか……」のような、意味のない言葉の連続であることもあります。ときには「九三プラス」とか「コンドウさん」などといった、意味はあってもその場にはそぐわない言葉が頻発する場合もあります。今から一四〇年も前にブローカが報告した患者は、「タン」としか言わなかったため「タン症例」として有名です。タン症例は、人の話はわかったそうですから、おそらく全失語にちかい重度のブローカ失語だったと思われます。

私は鈴木さんのほかにも、何人もの全失語の方と出会いましたが、鈴木さんほど重度ではなく、ほとんどの人がブローカ失語に移行していきました。鈴木さんは私が出会った全失語の患者さんのなかでは最重度でした。なぜ、重度であることをこれほど強調するかというと、しばらくすると鈴木さんはこの「おはよう」を使って驚くべきことをしたからです。

ある朝の会話を再現してみましょう。

私「おはようございます」

鈴木さん　（ニコニコしながら）「おはよう」

ここまでは大変いい調子だった会話も、すぐあやしくなっていきます。

私「朝ごはんは食べましたか？」

鈴木さん　（ニコニコうなずきながら）「おはよう」

私はひるまず会話を続けます。

私「朝ごはんはおいしかったですか？」

鈴木さん　（顔をしかめながら）「おはよう」

要するに鈴木さんは「おはよう」としか返せないのです。しかし、うなずきながら言うことで、朝ごはんを食べたこと自体は私にも伝わりました。また、「朝ごはんはおいしかったですか？」と聞かれて、首を横に振り、顔をしかめながら「おはよう」と言ったことで、私には朝食に鈴木さんの嫌いな納豆が出たのだな、と想像がつきました。納豆が朝食に出た日にこの質問をすると、鈴木さんは必ずしかめ面をするからです。このように、鈴木さんは「おはよう」という言葉と一緒に首を振ったり表情をつけたりすることで、言いたいことを上手に表現していました。

驚いたことに、鈴木さんは言葉以外の手段だけでなく、「おはよう」という言葉自体を変化させて、気持ちを伝えることもできたのです。以下は鈴木さんの飼い猫についての会話です。

私「猫は大きいですか?」
鈴木さん「おーはーよう」
私「猫は好きですか?」
鈴木さん「おーはーよう」
私「猫は小さいですか?」
鈴木さん（小声で）「おはよう」
私「猫は嫌いですか?」
鈴木さん（小声で）「おはよう」

つまり、「おーはーよう」は「はい」を表し、小声の「おはよう」は「いいえ」を表していたのです。

もちろん、鈴木さんとの会話がいつもこのようにうまくいったわけではありません。ほんとうのところ、鈴木さんはうまく質問に答えられないことのほうがむしろ多かったのです。

質問が正確に理解されているかどうかをみるために、私たち言語聴覚士は絵カードの選択課題をよく用います。たとえば猫の絵と犬の絵を並べておいて、私が「いぬ」と言ったら犬の絵を、「ねこ」と言ったら猫の絵を指してもらうのです。この方法なら、絵がわかり質問の意味が理解できれば、正しいほうの絵を指さすことができます。絵を見て「ねこ」とか「いぬ」と言葉で言う必要がないので、「この絵は何ですか？」という質問に答えるよりはるかに簡単です。そこで「猫

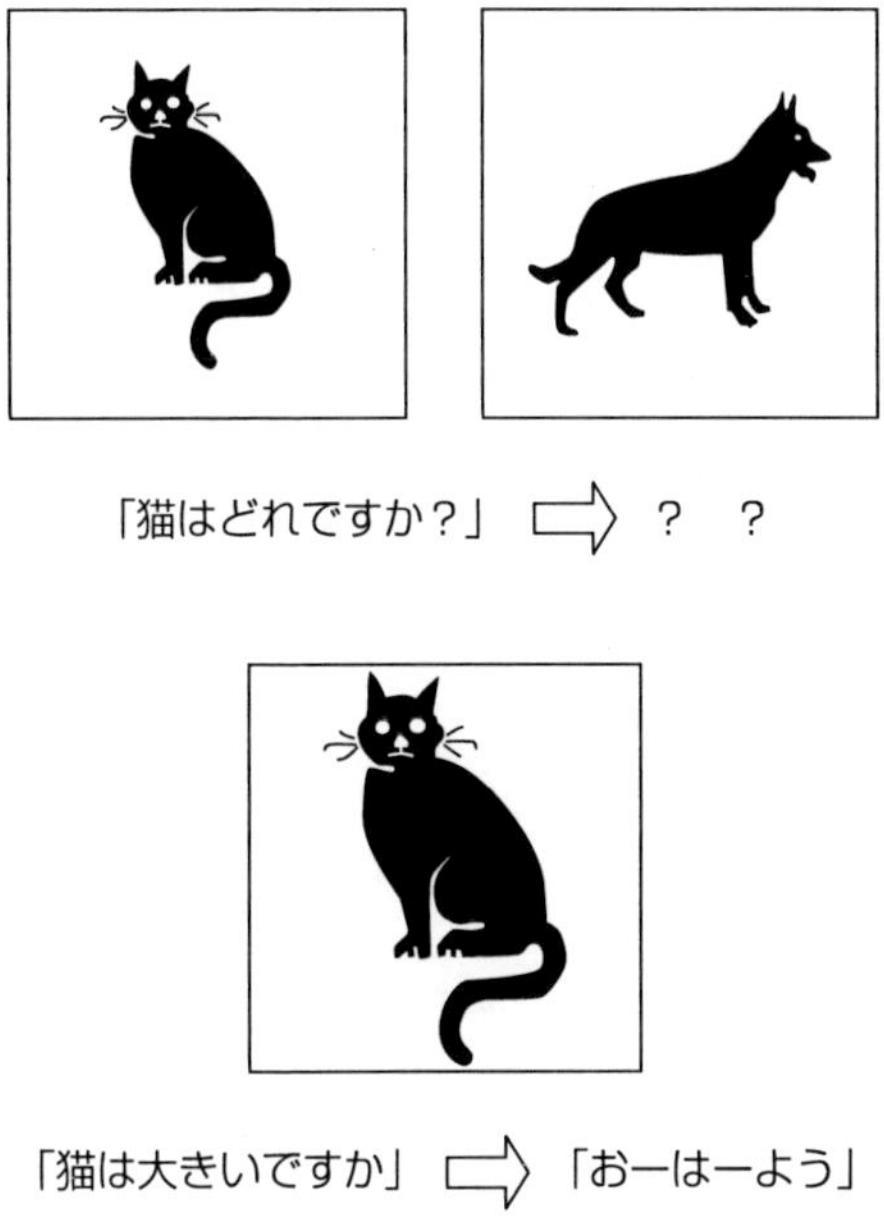

「猫はどれですか？」
？　？
「猫は大きいですか」
「おーはーよう」

図9　鈴木さんの反応

はどれですか？」と鈴木さんに質問をしてみました。ところが、鈴木さんは猫と犬の絵を見つめ、二枚の絵を交互に指しながら途方にくれた表情をするばかりでした。鈴木さんは「犬はどれですか？」や「鈴木さんはどちらを飼っていますか？　猫ですか、犬ですか？」などに対しても、やはり同じような困惑した表情でした。つまり、鈴木さんはこのような単純な質問でさえ、何を聞かれているのかまったくわからなかったのです（図9）。

弘子さんの主張

鈴木さんは「犬はどれですか」というような簡単な質問にも答えられませんでした。それなのに、なぜ猫の大きさや好き嫌いについて「はい」か「いいえ」を正しく表現できたのでしょうか？　それは、私が質問しながら絵を指さしたり、大きいというジェスチャーをしたり、いかにも好きだという表情をしたりしたからなのです。単に言葉で言うのではなくジェスチャーや表情をつけて質問すると、鈴木さんはそれまでとは打って変わって自信がある表情になり、正確に答えることができました。このことから、鈴木さんは言語的に質問を理解したのではなく、質問と一緒に出された言語以外のヒントをうまく読み取ることで、正確に反応できたことがわかります。

このように、失語症の患者さんのなかには、小さな手がかりを見つけて状況を巧みに理解する能力を備えているために、実際の障害の重さからは想像できないほど上手に日常生活に適応できる人がいます。鈴木さんの状況判断は大変的確でしたので、「こうもり」の一場面さながら「おはよう」という道具ひとつで、奥さんや見舞い客と不思議な会話を繰り広げることができたのです。あまりにも会話がうまく続いたものですから、看護スタッフの何人かは、鈴木さんの失語症がそれほど重度だとは気づかなかったほどです。

奥さんの弘子さんは、「この人はね、お話はしないけれど何でもわかっていると思いますよ」とよく話していました。弘子さんが鈴木さんは何でもわかっていると考えたのには、理由があります。ご主人に質問をすれば、言葉で返事をしないけれども必ずうなずいて答えるし、返事をしてもらうためにジェスチャーをつける必要は特に感じなかったからです。そこで病室を訪問し、ご夫婦の会話を聞いてみました。たしかにそうです。弘子さんは「バナナ食べる？」とか、「窓開けようか？」とか言うだけで、特にバナナを見せたり窓を指さしたりしてはいませんでした。ですから、弘子さんの言うとおり、鈴木さんは質問の意味がわかっているようにみえます。

これは失語症に特有のトリックのような現象です。失語症者は、「はい」か「いいえ」で答えるような質問をされると、「はい」を選ぶことが多いのです。つまり、弘子さんが「バナナ

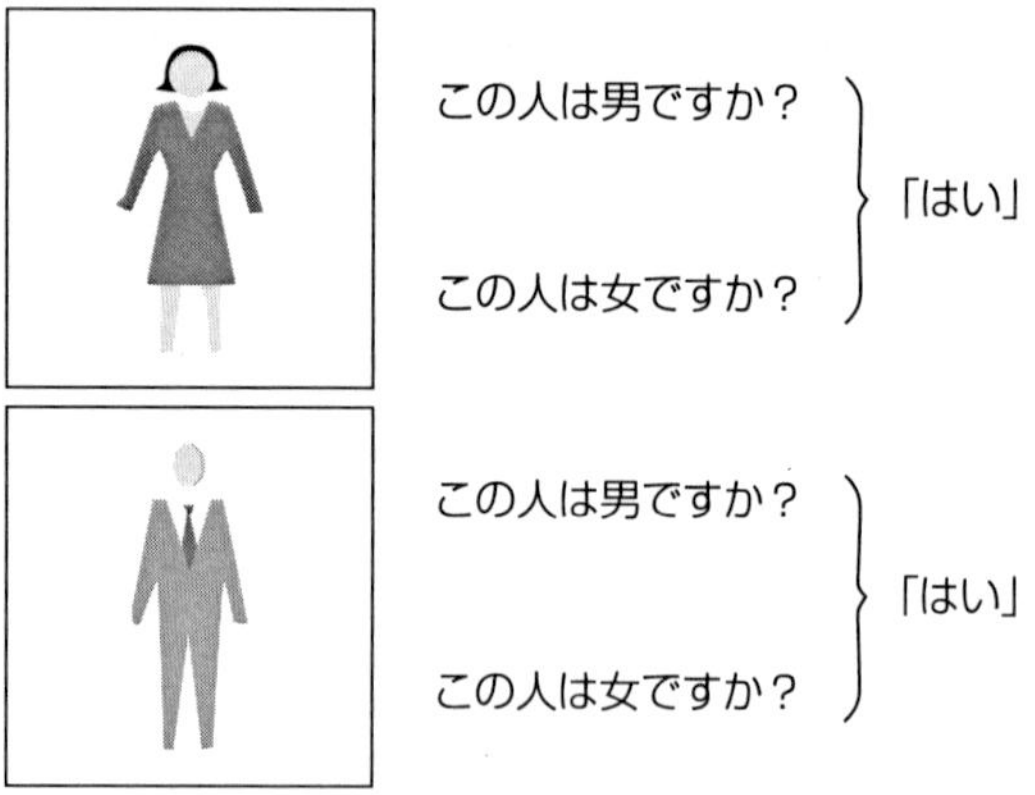

図 10　全失語の返事は「はい」が多い

食べるのよそうか？」とか「窓閉めようか？」と聞いたとしても、答えはやはり「はい」になったでしょう。それでは鈴木さんの意図に反するのですが、鈴木さんが抗弁しないかぎり本人の意図は他人にはわかりませんから、会話はそのまま続けられてしまいます。

もし、図10のように、男の人や女の人の絵を見せて、「この人は男ですか」とか「この人は女ですか」とか聞いたとします。全失語の患者さんの答えが「はい」ばかりであれば、質問の意味がわかっていないことがはっきりします。私たちは日常会話では否定形を引き出すような質問をあまりしないので、この現象はあまり気づかれることがありません。そのため、弘子さんもご主人が何でもわかっていると思ったのでしょう。また、夫の障害の重さを認めたくない気持ちも手伝っているのかもしれません。

弘子さんの主張のもうひとつの根拠は、鈴木さんがこれまでに一回か二回、すらすら話したことがあるという点です。弘子さんとしては、回数は少なくとも鈴木さんがこれだけしっかり話すのだから、実はおしゃべりをしたくないだけで、本当は話すこともできるのだと考えたいところでしょう。

たしかに、全失語に限らず失語症者は、知らない人を相手に緊張した状態で話すより、家族や親しい相手と自然な会話をするときのほうがすらすらと話せる傾向があります。ですから、言語聴覚士の前ではある単語を思い出せずに苦労していたのに、病室に戻り、どうしてもその言葉を言わなくてはならない状況になったときに、思いがけず自然に口から出てくるようなこともあるのです。そんな姿を見ている家族は、どうしていつもこんなふうに話してくれないのだろうと、もどかしい思いをすることでしょう。しかし、失語症者にとって、意図的に話をすることは、何も考えず自然に言葉を話すことより、はるかにむずかしいことなのです。脳損傷のない私たちでも、結婚式のスピーチなどで上手に話すことに苦労するのですから、まして失語症を持つ人にとっては、上手に話そうと努力しながら言葉をさがすのは、大変むずかしいことなのでしょう。

また、全失語の人でも「一、二、三……」と出だしの部分を一緒に言うと、そのあとの数字を一人で続けられることがあります。同様の現象は「いろは」や「あいうえお」あるいは曜日などでもみられることがあります。このような言葉は、あらかじめ配列が決められているところが特徴で、〈系列語〉と呼ばれます。系列語は、小さいときから繰り返し言ったり聞いたりして強力に脳に記憶されているために、脳損傷後にも残りやすいのでしょう。

さらに、感情が関係するような言葉も驚くほど自然に出てくることがあります。私は、突然「こんちくしょう」とどなった失語症の方を印象深く思い出します。その人はいつも静かに車いすに座って、テレビを見たり外を眺めたりして穏やかに過ごし、ほとんど話らしい話をしない初老の紳士でした。ところが、いつものようにホールでテレビを見ていたとき、突然大きな声が響きました。何か言いたいことがあって、辛抱強く言葉をさがしていた時のことでした。大きな声だったうえに、いつもは穏やかなその方の口からそんな言葉が飛び出したことに、スタッフは驚きを隠せませんでした。でも、私にはその方の心の動きがわかるような気がします。

その方は脳梗塞のために、ある日突然、これまで想像したこともない、失語症という不自由な言葉の世界に追いやられたのです。最初は時間がたてば治るかもしれないと期待していたのに、いつまでたってもこの事態は好転しませんでした。心構えも知識もないのに、突然自分の身に起こってしまったこの状態が理解できないまま、自分の言いたいことをうまく伝えられず、人の言うことも理解しにくい毎日が続いているのです。それは患者さんにとってどんなに大きなショックであり、受け入れがたい事態でしょう。コミュニケーションがうまくいかなくなった悔しさやもどかしさが積み重なって、ある日「こんちくしょう」という言葉に凝縮されて爆発したのではないでしょうか。

このように、全失語でも相手や話の内容や状況によっては、うまく話ができることがあります。しかし、言語によるコミュニケーション全体としてみれば、その発話は量的にも質的にも不足しているといわざるをえません。

弘子さんは毎日病院に通ってきて、鈴木さんに献身的に尽くしました。二人の夫婦愛は私たちスタッフにも深い感動を与えてくれました。「おはよう」だけのコミュニケーションは、失語症があっても、人と人が理解しあえることを示す貴重な見本でした。しかし、相互のコミュニケーションは工夫次第でさらに具体的になるはずですし、そうなれば心はもっと深く通いあうことでしょう。そこで、全失語の方とのよりよいコミュニケーションについて考えてみましょう。

よりよいコミュニケーションのために

ある日、病棟で若い看護師さんが車いすの鈴木さんに話しかけているのを見かけました。看護師さんは、その春学校を出たばかりの大変意欲的な人でしたが、失語症についてはあまり知らないようでした。鈴木さんに五十音表を指さしながら大声で「す・ず・き・さ・ん、トイレに行きたいときは教えてね。ト・イ・レ、ね」と言っています。五十音表の「と」と「い」と「れ」を順番に指さして「ト・イ・レ」と言い、鈴木さんの顔を見てはもう一度五十音表を指さしています。ところが、鈴木さんはちっともわからない様子です。

たしかに鈴木さんはまだ排泄《はいせつ》が自立していませんでした。ですから、早くトイレに行けるようにしてあげたい、という看護師さんの熱意はじゅうぶんわかります。鈴木さんは尿意を感じても「トイレ」と言うことができないのですから、五十音表の文字を指さしてもらおうと考えたことも理解できます。また、そのような発想はごく自然なことかもしれません。

五十音表や筆談は、失語症ではないけれど会話は不自由という場合には大変有効な手段です。たとえば、聴覚障害や構音障害（運動麻痺《まひ》などのために舌や唇などの動きが悪くなって言葉が不明瞭になる状態）などがあって会話が不自由な場合には、文字を使うと会話がうまくすすみます。しかし、鈴木さんの場合は、言語野に大きなダメージを受けているのですから、この方法は意味がありません。失語症では、話し言葉とほぼ同じ程度に読み書きの障害があるからです。鈴木さんのような方に五十音表を使うことは、効果がないばかりか、かえってストレスを与えかねません。うまくできないことが患者さんを悲しませたり落胆させたり、さらには患者さんのリハビリテーションへの意欲を失わせてしまったりすることすらあります。そんなことになっ

表6　全失語患者への接し方で注意する点

1. 話せないとき文字で書いてもらおうとしない
   失語症では話し言葉と同様に読み書きも困難となる
2. 話がわからないからといって大きな声で話しかけない
   失語症の理解障害は聴覚障害とは異なる
3. 子供扱いしない
   失語症では一般に言語以外の側面は保たれている

たら大変です。患者さんに適したコミュニケーション方法を担当の言語聴覚士から聞いて、それをうまく利用することが大切です。

この看護師さんはほかにも勘ちがいをしていました。ひとつは、大きな声を出せば鈴木さんにも理解できるかもしれない、と考えたことです。失語症は聴覚障害とは異なりますから、大きな声を出せばわかるというわけではないのです。意識してかどうかはわかりませんが、失語症の患者さんに大声で話しかけている人は、意外に多いように思います。

もうひとつは、鈴木さんがまるで幼児であるかのように接したことです。失語症者は、言語によるコミュニケーションに制限はあるものの、基本的にはその他の面に障害はありません。その方の年齢分の長い年月を過ごしてきたわけですから、若い医療スタッフよりはるかに多くの経験を積んだ、人生の先輩であるわけです。それなのに、失語症があるというだけで子供扱いされたとしたら、その人はどんな気持ちになるでしょうか。もちろん、相手を尊重する気持ちは、失語症者にかぎらず、どのような相手に対しても非常に重要

表7　全失語患者とのコミュニケーション手段

1.	身近な実物や絵などできるだけ具体的なものを用い、表情やジェスチャーを併用して話しかける
2.	話しかけは短くし、ゆっくり、はっきり言う
3.	質問は「はい」か「いいえ」で答えられる形式にする
4.	反応を引き出す際は言語だけに固執せず、言語以外のコミュニケーション手段を併用する
5.	言葉で話したそうな場合には、先回りせずじっくり待つ
6.	コミュニケーションノートを利用する

だと思います。しかし、失語症のように自分の気持ちを言葉で伝えることができない障害を持つ人に対しては、この当然のことが周囲から理解されにくいように思われます（表6）。

それでは鈴木さんとのコミュニケーションはどうしたらよいのでしょうか。全失語の方とのコミュニケーションで重要なことは、話の内容をできるかぎり明確にすることです。そこで、何について話しているのかをはっきり知ってもらうために、身近な実物や絵など具体的な物を見せたり、指さしたりしながら話をすすめることが大切です。その際には表情豊かに話し、見ただけでよくわかるジェスチャーを併用するのも有効です（表7）。

また、複雑な文章で話しかけることは避け、わかりやすい短い文や句を使って、ゆっくり、はっきり話すことも重要です。質問は、患者さんがわかりやすいように、「はい」か「いいえ」で答えられる形式にします。このように答えが限定されるような質問は〈閉ざされた質問〉と呼ばれ、伝達内容が明確化できます。

質問の方法にはもうひとつ、「どこに行ってみたいですか?」とか「気分はどうですか?」などのような〈開かれた質問〉形式があります。このような質問に対しては自分の希望や状態について自由に述べることができ、得られる情報量は〈閉ざされた質問〉よりはるかに多くなります。しかし、失語症の患者さんは、〈開かれた質問〉形式で聞かれると、適切な単語を想起し、それらをつないで正しい文にして相手にわかるように話すことがむずかしいために、なかなか的確な答えを返せません。このため〈閉ざされた質問〉形式を使うわけですが、このとき、「はい」という答えだけではなく、「いいえ」が答えになるような聞き方をしてみることも必要かもしれません。

こちらからの話しかけだけでなく、相手からの反応の引き出し方についても注意が必要です。言葉で言ってもらうことだけにこだわりすぎないことが大切だと思います。本人も周囲も、話し言葉によってコミュニケーションしようとすることばかりを考えてしまい、話し言葉を引き出すことに執着しがちです。しかし、そもそもコミュニケーションは言語だけによって成立するのではないことは、鈴木さんの「おはよう」でよくわかります。つまり、言葉ではなく、表情やジェスチャーなどの非言語的手段も、大変重要なコミュニケーションの方法になりうるのです。さらに、必要な物を指さすとか絵や音楽で示すことで、目的を達成することもできます。

もし、患者さんが言葉で何かを伝えようとしているときは、急《せ》かさずじっくり聞くことが重要です。その際には想像力を働かせ、患者さんの言葉を待つ気持ちのゆとりや感受性も欠かせません。すぐに先回りして助け舟を出したりせず、最初の音が出てきてから「み？　みず？」とか「み・か・ん？」のように聞いてみるのもよいでしょう。実物、絵、ジェスチャーなども併用すれば、患者さんが言葉で表現する助けになるかもしれません。

もうひとつ重要なコミュニケーション手段は、「コミュニケーションノート」です。さきほどの「トイレ」にしても、文字ではなく絵のほうが、全失語の方にもわかりやすいものです。ですから、日常生活上必要な情報を項目別に絵にしておけば、意思伝達が可能となるのです。患者さんは、コミュニケーションノートをめくって、該当する物の絵を指さすことによって、伝えたいことを正確に伝えることができます。同じように、周囲の人もコミュニケーションノートを開いて、患者さんの気持ちを確認することができます。もちろん抽象的な事を伝えたいときには制約はありますが、少なくとも具体的な事柄についてのコミュニケーションは、かなり確実です。

図11は鈴木さんのために作ったコミュニケーションノートを再現したものです。鈴木さんは大変なグルメでしたから、このノートのおかげでどんなに会話が盛りあがったかわかりません。もちろん、きらいな納豆もオクラも載っていました。また、大好きな刺身については、かなり

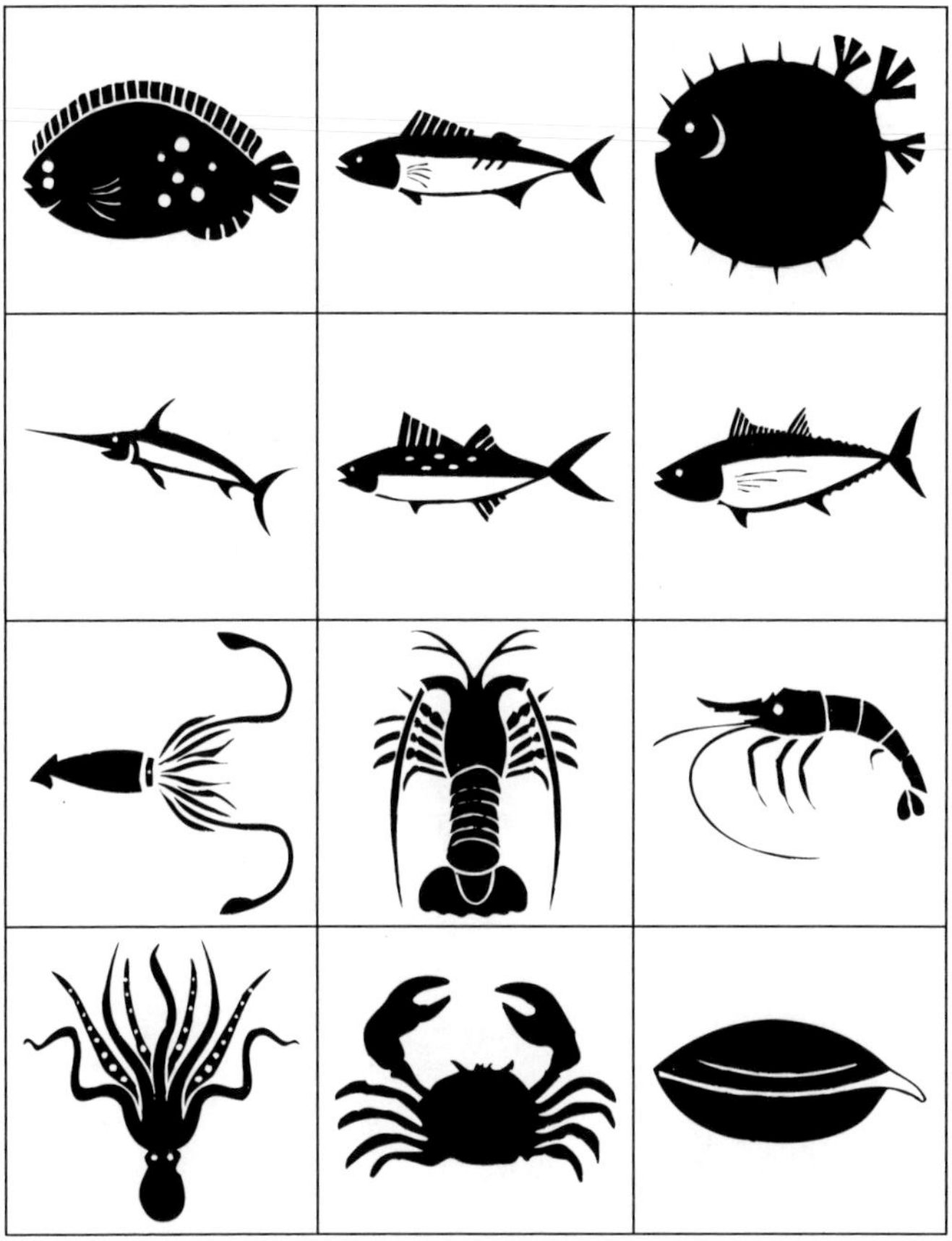

図 11　コミュニケーションノートの部分

細かく分類されていました。以前から食事を大切にしていた鈴木さんにとって、多くの活動が制限されている入院生活において、食べることとの重要性はさらに高まったにちがいありません。ですから、おかずの項目に「刺身」という形で全種類を一括するのではなく、「マグロの刺身」や「イカの刺身」など、細かい分類が必要だったのもうなずけます。このほか、歯ブラシや髭剃りなどの日用品、家族や友人などの写真、腹痛や尿意などの身体状況、趣味や仕事に関連した事柄など、実にたくさんのカテゴリーの写真と絵が次第に追加されていきました。このように、全失語ではあっても知的機能に問題がない、鈴木さんのような方にとって、コミュニケーションノートは大変便利なコミュニケーション手段といえるでしょう。

手と脳の不思議な関係

鈴木さんは右の手足が麻痺していました。ブローカ失語の田中さんと同じです。鈴木さんは脳梗塞、田中さんは脳出血と原因はちがいますが、ふたりとも左半球の脳損傷によって右半身へと向かう運動指令が正しく伝達されなかったために、右手足に麻痺がおこったのです。そしてその左半球の損傷は同時に失語症をもひき起こしました。

第二章で私は、ほとんどの人では左半球が言語機能を担っていると書きました。ということは、少数ながらそうではない人もいることになります。そして左半球が言語機能を担う程度は、利き手にかなり依存しているといわれます。報告によって若干のちがいはあるものの、左半球が言語機能を担っているのは右手利きの人ではほぼ全員、左手利きの人だと約七割程度といわれています。つまり、左手利きの人の約三割は左半球が言語機能全体を担っているのではない可能性があります。

一口に利き手といっても、どのようにして決めるのでしょうか。私はお箸《はし》を持ったり、字を書いたりするときは右手を使うので、見かけ上は右手利きですが、実はそうではありません。幼稚園のころに目立つ動作については右手を使うように矯正されただけです。ですから、包丁、スプーン、絵筆は今でも左手で持ちますし、ボールを使うスポーツのほとんどは左手で行います。はさみとゴルフクラブは例外ですが、これは単に左利き用の道具がなかったからにすぎません。今でこそ、左手利き用や左右どちらでも使えるユニバーサルデザインの道具がありますが、かつては何でも右手利き用でした。右手利きが前提とされた社会で、左手利きの人はずいぶん不便な思いや肩身のせまい思いをしてきました。今でも左手利きの人は駅の自動改札を通るときや、カメラのシャッターボタンを押すときなどさまざまな場面で、右手利きの人にはわからない苦労をしているのです。

利き手を判定する検査はいくつかありますが、どれにも共通している項目は書字、描画、ボール投げ、包丁（ナイフ）、歯ブラシ、箸（スプーン）などです。多くの検査では、これらの動作を行うときに主に使うほうの手（右手、左手、あるいは両方同程度）を質問し、さらに矯正の有無を確認して、利き手を総合的に判定する形式になっています。この検査によれば、私はかなり左手利きの傾向が強いことがわかります。左手利きの人の家族には左手利きが多いようです。

左手利きの人が左半球の言語野に損傷を受けた場合には、左半球の言語機能への関与の程度に応じて、失語症の有無や症状が異なります。左半球の損傷によって運動の経路が障害されると、左手利きの人も右手利きの人と同じように右手足の運動麻痺が見られます。ところが、失語症については右手利きの人とちがう場合があるというのは、大変不思議なことです。

左手利きで左半球損傷を受けた患者さんの脳の機能がどうなっているのかを考えてみましょう。失語症が右手利きの人と同じように出現した場合、左半球の言語野の機能に特に変わりはないと考えられます。一方、失語症が出現しても、損傷の部位や大きさから想定するタイプや重症度とはちがう場合はどうでしょうか。つまり、失語症が軽症で回復も早かったり、症状が典型的ではなかったりした場合です。このとき、症状をよく検討すれば、言語機能に関して左半球と右半球のどちらがどの程度主要な役割を担っているのか、あるいは言語機能のうちのどの側面がどちらの半球で担われているのかがわかるはずです。さらに、左半球損傷によって失語症がみられない場合には、右半球が言語機能全体を担っていると考えられます。以上を図12にまとめました。いずれも脳を上から見たところで、上側が顔のある方向、下側が頭の後ろの方向にあたります。損傷を受けた側の左半球を斜線で示しましたが、左半球全体に損傷があるという意味ではありません。

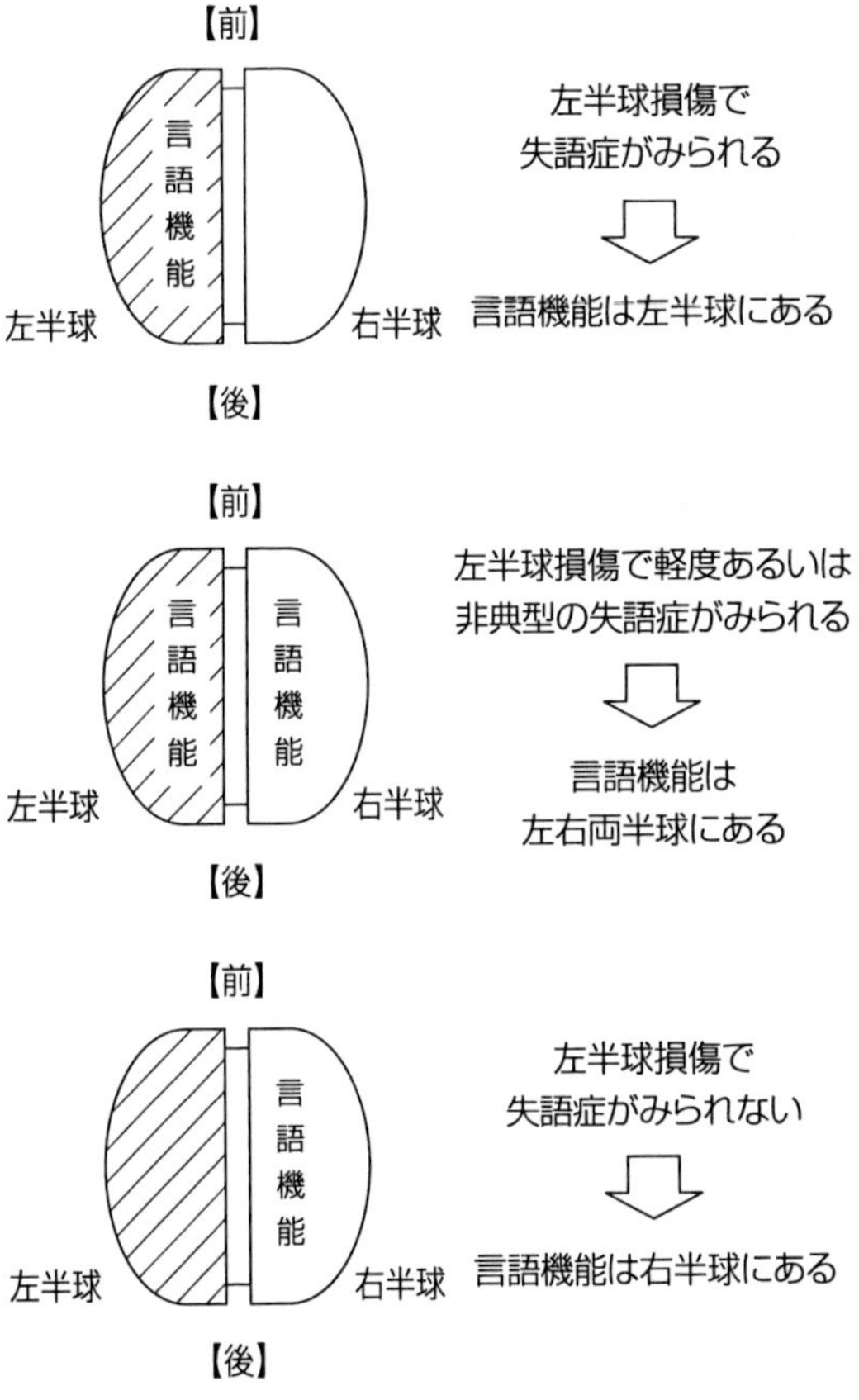
【前】
言語機能
左半球
右半球
【後】
左半球損傷で
失語症がみられる
言語機能は左半球にある
【前】
言語機能
言語機能
左半球
右半球
【後】
左半球損傷で軽度あるいは
非典型の失語症がみられる
言語機能は
左右両半球にある
【前】
言語機能
左半球
右半球
【後】
左半球損傷で
失語症がみられない
言語機能は右半球にある
図 12　左手利き左半球損傷と言語機能

ここまでは左手利きの人が左半球に損傷を受けた場合の失語症についてでした。非常に数は少ないのですが、右手利きの人が右半球損傷によって失語症になる場合があり、これを〈交叉性失語〉といいます。このとき、右手利きの人の右半球が言語機能を担っていると考えられま

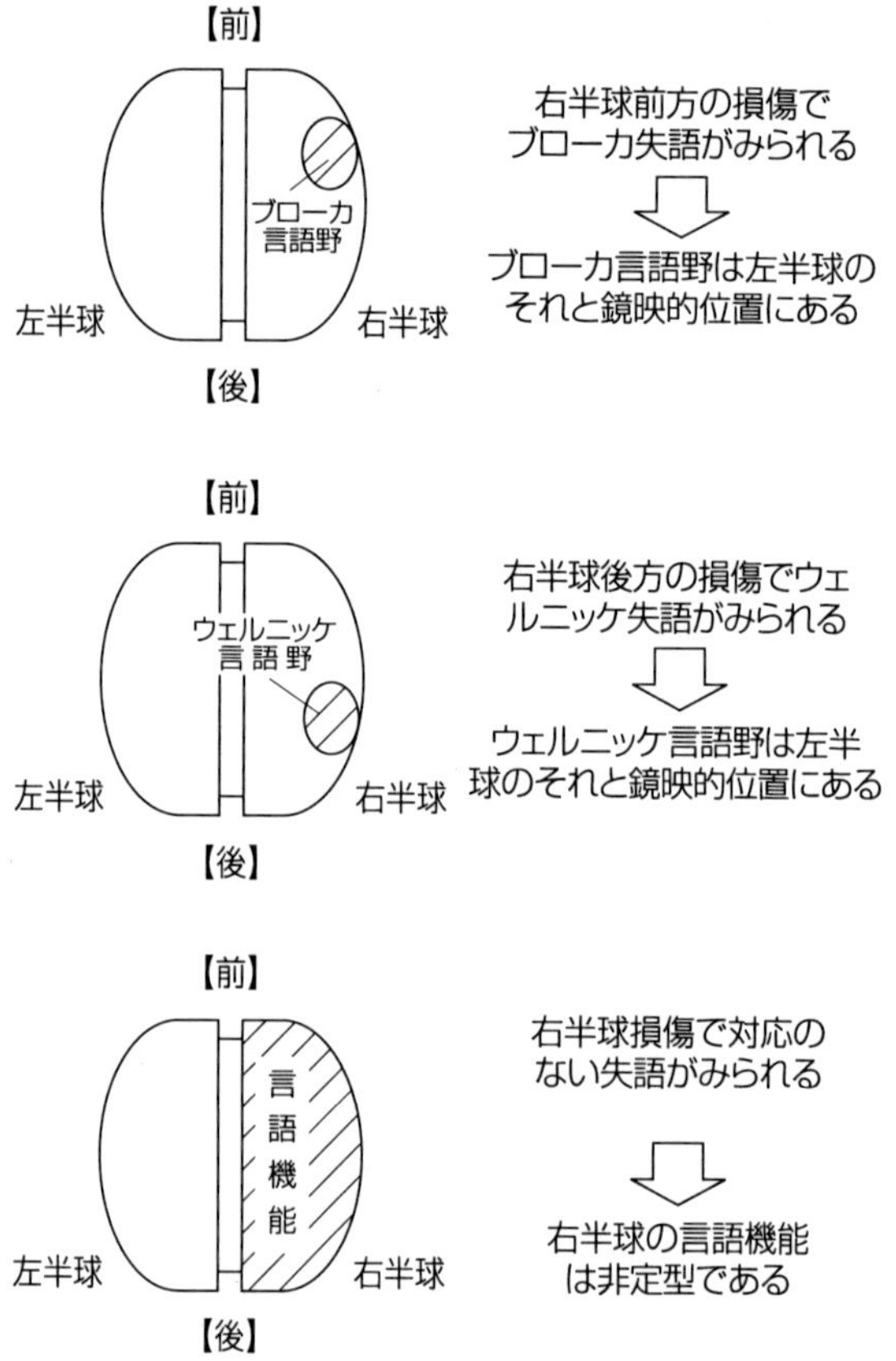

【前】
ブローカ言語野
左半球
右半球
【後】
右半球前方の損傷でブローカ失語がみられる
ブローカ言語野は左半球のそれと鏡映的位置にある
【前】
ウェルニッケ言語野
左半球
右半球
【後】
右半球後方の損傷でウェルニッケ失語がみられる
ウェルニッケ言語野は左半球のそれと鏡映的位置にある
【前】
言語機能
左半球
右半球
【後】
右半球損傷で対応のない失語がみられる
右半球の言語機能は非定型である

図 13　右手利き右半球損傷と言語機能

す。その場合の失語症の症状は、左半球の損傷の場合とちょうど同じように、損傷が前方であればブローカ失語に、後方にあればウェルニッケ失語になることがあります。その場合は、左半球が担うはずの言語機能が、ちょうど鏡に映したように右半球に移っていると考えられます。しかし、左半球の言語野との対応関係がみられないことも多く、中村さんの話し方にみられたようなジャーゴンが、字を書くときに出現することもあります（図13）。

このように、利き手がどちらかという問題は、単に心理・社会的な意味合いからだけでなく、脳の機能という観点からも重要な意味を持っているといってよいでしょう。ですから、私たち言語聴覚士は、失語症の患者さんの利き手を必ず確認します。医師にとっても、左半球が言語機能を担っているかどうかの確認は重要です。なぜなら、たとえば難治性てんかんの治療のために脳の手術をするときなどには、この情報によって手術の範囲や方法を変更する場合もあるからです。もし手術によっててんかん発作がコントロールできるようになったとしても、そのかわりに術後に失語症になってしまったとしたら、患者さんの生活にはかりしれない打撃を与えてしまうでしょう。もちろん、手術前にこれ以外の方法でも言語機能について調べるのですが、利き手の確認はその第一歩として重要であることはまちがいありません。

利き手の確認は、リハビリテーションスタッフや看護師にとっても、日常生活上のさまざまな動作を観察・指導するうえで重要です。失語症者の多くは右手利きですから、右手が麻痺するとさまざまな動作がうまくできなくなり、大変な不便を経験します。粗大な動作ならできる場合もあるでしょうが、物をつまむなどといった巧緻《こうち》性が必要な動きの改善は、リハビリテーションによってもなお非常にむずかしいものです。最近はつまみやすく工夫された箸などをはじめ、便利な福祉食器が開発されてきています。しかし、それでも右手での動作が非常に制限されている場合には、利き手交換をする必要があります。左手に運動麻痺がないとはいえ、これまで右手でやってきた動作を左手でしなければならないのは、なかなか困難な作業でしょう。字を書く動作にしても、筆圧が弱いために字が薄くなりやすく、上手に文字を構成することにも熟練を要します。小さいころに私も経験しましたが、利き手と反対の手を使うと文字が鏡映的（鏡文字）になることも多いのです。単に利き手を交換することだけでもこのような困難があるのに、失語症者には字を書くこと自体の障害が重くのしかかっているのです。このように、右手利き失語症者にはさまざまな苦労があるのです。

第6章　言葉の引き出しが見つからない

高橋でした！

高橋さんも忘れられない患者さんのひとりです。中高年層が多い失語症の患者さんのなかでは、年齢的にひときわ若い二七歳の男性でした。また、多くの人は脳卒中が原因で失語症になったのに対し、高橋さんは交通事故によって失語症になったという点でも特殊でした。

高橋さんは、深夜、仲間と隊列を組んでオートバイで一般道路を高速走行していたときに、運転を誤り頭を強打した結果、失語症になったそうです。そのころ、私は夫の転勤に伴って札幌に移り住んでおり、市内の病院で言語聴覚士として臨床に従事していました。北海道は交通事故の多発地域です。道路が広くまっすぐで、おまけに車が少ないために、ついついスピードを出しすぎてしまうのです。また、道外の観光客のなかには、冬の凍結した道路を夏用のタイヤで走って、スリップ事故を起こす人もいます。快調に走っているときは気持ちがよいのですが、ひとたび事故になると、スピードが出ているだけに深刻な事態がおこります。私の勤める病院の脳外科は設備規模ともに道内でも有数の大病院でしたから、交通事故による脳外傷の患者さんが多数入院していました。そしてその多くは一〇代、二〇代の若者でした。

さて、高橋さんは歩くときに足がふらついたり、うまく物がつかめなかったりすることはありましたが、そのほかの身体の運動機能に目立った障害はありませんでした。身体のリハビリテーションをする必要がないことは幸いでしたが、その分、高橋さんには自由時間がたっぷり残りました。雑誌を読んだり、テレビを見たり、音楽を聴いたりしてはいたのですが、しばらくすると高橋さんはすっかり時間を持てあますようになりました。

そんな高橋さんにとって、言語のリハビリテーションはとても楽しい気晴らしの時間だったようです。いつも時間になるのを待ちかねるようにして、元気に「高橋でした！」と言いながら部屋に入ってきました。「高橋でした」と過去形で言うのは北海道独特の表現で、「高橋です」の意味です。私は北海道に来てまもないころは、この表現にとても違和感を持ったものです。しかし、毎日高橋さんの元気なこの挨拶を聞いているうちに、すっかりなじんでしまいました。今では高橋さんのことを思い出すたびに、「高橋でした！」という大きな声が一緒によみがえってきます。

高橋さんの失語症は物の名前を思い出せないという〈喚語困難〉の症状が中心でした。この症状は中村さんにも田中さんにも鈴木さんにもみられたものです。しかし、この三人は喚語困難だけでなく、言語の他の側面にもさまざまな障害がはっきりみられたところが高橋さんとちがいます。高橋さんは文字を書くことについては少々問題があったものの、会話をしたり字を読んだりすることは完璧といってよい成績でした。ところが、言葉を言おうとするととたんに苦労してしまうのです。たとえば、高橋さんに「虫メガネ」の絵を見せて、

「これは何ですか?」と聞くと、高橋さんは実際にそれで物を見るようなしぐさをしながら、

「えーと、何だっけ、あれあれ、ほら、望遠鏡。望遠鏡じゃなくて、双眼鏡、じゃなくって、えーと、ほれ何とかって言うっしょ。大きくするやつっしょ。何だっけ。ああ、忘れちゃったなあ」と言いました。

何の絵であるかはよくわかっているのですが、言葉が出てこないのです。意味的に似ている言葉を思い出したりはしますが、目的の単語を思い出すことはなかなかできません。このような失語症を〈健忘失語〉といいます。高橋さんのように最初から健忘失語の場合もありますが、ほかのタイプの失語が軽症になって健忘失語に移行する場合もあります。

ことば探し

高橋さんは言葉が思い出せないという点以外には、話し方にほとんど問題がありませんでした。しかし、高橋さんが言葉を思い出そうとして、あれこれ試行錯誤を繰り返し、悪戦苦闘する様子は、いかにももどかしそうで、痛々しささえ感じられました。言いたい単語をずばりと思い出せないのですが、他の失語タイプの人よりはるかに語彙が豊富ですから、その語に関連する言葉は浮かんでくるようです。そこで、目指す言葉を理解してもらいたいあまり、その言葉の定義を言ったり、関連語を取り混ぜて説明したり、あるいはまわりくどい表現を使ってしまったりするのです。

私たちも言葉が思い出せないことがあります。そんなときには、高橋さんと同じようにまわりくどい表現でその語を説明しようと試みます。高橋さんとのちがいは何でしょうか。健常者の場合は、日常的に使う頻度が低い言葉や、あまりなじみのない言葉が思い出せません。ところが、高橋さんの場合は、「鉛筆」や「新聞」のような、日常的によく使う単語も思い出せないことが多いのです。もう一度高橋さんの症状をみてみましょう。以下は高橋さんに鉛筆の絵を見せて名前を言ってもらったときの様子です。高橋さんは字を書くまねをしながら、こう言いました。

「これはね、ほら、あれ、あれ、あれでしょ。字書くやつ。えっと、ペン、ペンじゃなくて、万年筆。ちがう、字書くあれさ。うーんと、ほれ、紙に書くっしょ。学校で書いたよなあ」

高橋さんの様子は、まるで雑然としたたんすの中の物を探しながら、あちらの引き出しを開けては閉め、こちらの引き出しを開けては閉めているようです。これでは効率が悪く、目的の言葉になかなかたどりつけません。

高橋さんにとって思い出しにくい単語の大部分が名詞でした。他の失語タイプでは名詞以外の品詞も思い出しにくいのですが、健忘失語では特に名詞が思い出しにくいといわれており、このため健忘失語は別名を〈失名詞失語〉ともいわれます。具体的な名詞よりは抽象的な名詞のほうが、頻度が高い名詞よりは低い名詞のほうが、さらに思い出しにくいようです。

また、健忘失語の患者さんは目的の単語に関する情報が不足しているようにみえます。たとえば、ブローカ失語の患者さんは、思い出せない単語をこちらから言ってあげれば、それとわかります。しかし、典型的な健忘失語の患者さんは、正しい単語を言われても、それでよいのかどうか自信が持てない様子です。私たちは喉もとまで単語が出かかっているのに思い出せないときに、「『あ』で始まる言葉」とか「四文字」とか教えてもらうと、すっと言葉が出てくる場合があります。ところが、このようなヒントは健忘失語ではほとんど役に立ちません。このような現象を考えあわせると、健忘失語における喚語困難の状態は、私たち健常者が言葉を思い出せない状態とは質的にちがうように思われます。

このような、言葉の引き出しが見つからない障害は、実物や絵を見てその名前を呼称するときにも、使用法や定義を聞いて単語を思い出すときにもみられます。当然、思っていることを自由に話すときにもみられるはずですが、他の場合に比べて障害が目立たないようにみえます。なぜなら、好きなように話すことができる場面では、言いたい単語が思い出せなければ別の単語で代用したり、思い出しやすい単語だけを使って臨機応変に内容を変更したりして、話し手の側で語彙を操作できるからです。つまり、自由に話をする場合には、患者さん主導で話ができるために、喚語困難の状態がカモフラージュされやすいのです。

ところが、テーマや話すべき項目が定められているような場合には、障害がはっきりしてきます。たとえば、図14のような情景画を患者さんに見せて、その内容を説明してもらったとします。この場合には、「ピクニック」「男の人」「女の人」「本」「コーヒー」「自動車」「木」「たこあげ」……など、この絵に散りばめられたひとつひとつの単語を正確に思い出さなければなりません。ですから、患者さんにとってごまかしがきかず、障害が露呈してしまうのです。

また、あるカテゴリーに属する単語を思い出す場合にも、障害ははっきりみられます。「動物の名前を一分間にできるだけたくさん言ってください」はそのような課題としてよく用いら

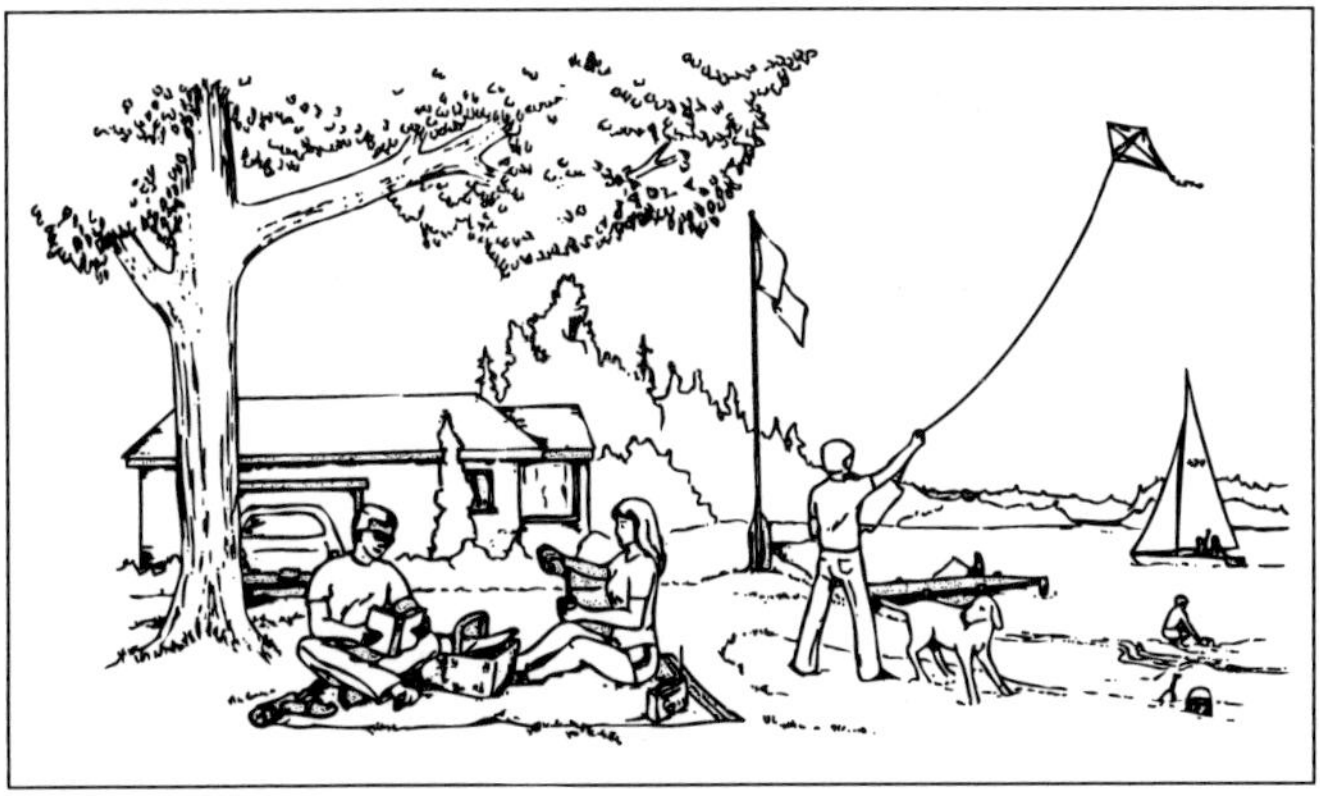

図14　ピクニックの情景画
（WAB失語症検査日本語版、1986より引用）

れます。高橋さんのような健忘失語の人にとっては、六、七語思い出せれば上出来というところでしょう。普通でも単語を思い出しにくいのに、この課題には制限時間があるため、患者さんにとっては負荷が大きく、さらに単語を思い出しにくくなるためです。

この課題はどのような失語タイプの患者さんにとってもむずかしいものですが、患者さんによってはかなり切実な場合もあるでしょう。たとえば、バードウォッチングが趣味、あるいは魚屋を営んでいる人が失語症になったとします。鳥や魚の姿を思い浮かべることはできても、その名前を言うことがむずかしくなるのです。失語症状自体は軽かったとしても、患者さんは趣味の喜びや仕事上の必要が制限されてしまうわけです。

動物名の想起は、失語症者にとっては失語症自体の影響で困難ですが、この同じ課題を脳損傷の患者さんに対して行うことがあります。たとえ失語症がない場合でも、脳損傷の影響で思い出せる動物の数が少ないことがあるからです。

脳損傷のない人は、最初は何の工夫をしなくても、一定数の動物名は次々に思い出すことができます。しばらくして思い浮かべるのにつまってくると、何らかの方法を工夫します。動物園に行ったことを想像したり、十二支を思い出したり、あるいは動物分類学の知識を総動員したりするのです。こうすることによって、頭の中にいくつかのかたまりになってしまわれている動物名を思い起こすことができます。単にあ行から順に動物名を思い出す人もいますが、あまり効率的ではないようです。うまい方法が見つかれば、しめたものです。さらにいくつかの単語を芋づる式に思い出すことができるのです。要するに、この課題では頭の中の辞書から目的にかなう単語を引き出すために、どれだけ巧みな方法を使えるかによって、思い出せる単語数が変わってくるのです。これは人間だけに与えられた高度な脳の働きですから、たとえ失語症がなくても、脳損傷によって脳機能が低下すると、動物名が思い出せなくなってしまうのです。そういうわけで、動物名の想起は脳の機能低下を鋭敏に反映する課題とされています。

また、失語症があってもなくても、脳損傷の患者さんには同じ動物名を何度も言ってしまうという症状がしばしばみられます。これは自分が前に言ったことを覚えておけないという障害が原因のこともありますが、〈保続〉も大きく影響します。保続とは、いったん引き起こされた反応をその後も繰り返してしまう症状です。たとえば、「いぬ」とひとたび口に出すと、別の言葉を言うべきときにも、また「いぬ」と言ってしまうという症状です。保続は言葉を言うときだけでなく、動作を行うときにもみられます。保続が強いと、患者さんはそれが不適切であることをわかってはいても、同じような言動を繰り返してしまい、それをなかなか抑えることができません。

ここで本を置き、実際にやってみましょう。誰かに時間の計測と動物名の記録を頼めるといいのですが、手伝ってくれる人がいなければ自分で紙に書き出してもかまいません。さて、思い出せた動物名はいくつだったでしょうか。四一歳以上なら一分間に一四個、四〇歳以下なら一六個、動物名が挙げられれば、同年代の集団の中では平均的です。書き出した動物名を見ながら、自分がどのような方法を使って単語を思い出したかについて考え、脳の機能に思いをめぐらせてみるのもよいでしょう。

手足は動くが復職できない

入院当初、高橋さんは病棟でよく暴れて看護スタッフを困らせたそうです。本人はそのことをちっとも覚えていなかったのですが、とにかく大声を出して物を投げたりして、ほかの患者さんを怯《おび》えさせたりしたそうです。これは脳の外傷による症状だと思われます。脳外傷者は、脳卒中にはみられないさまざまな問題を抱えています。たとえば、人格の変化、集中力の低下、感情の制御困難などがあります。このような障害が原因となって、対人関係の悪化などといった二次的な問題も起こりやすいのが脳外傷の患者さんの特徴です。患者さんの年齢が若いだけに、長期間にわたって尾をひく、さまざまな問題を抱えながら生きていかなくてはなりません。この点も、高齢の患者さんが多い脳卒中ではあまりみられない若年者ゆえの問題です。

高橋さんは大工職人でした。高校を出てすぐ今の親方のところに弟子入りし、職人としての腕を磨いてきたそうです。事故のために体のバランスがとりにくい症状がありましたが、親方の見立てではなんとか仕事はできそうでした。そういうわけで、高橋さんは退院後、外来通院をしながら仕事に復帰することになりました。失語症の方が退院後すぐに復職できることはあまり例がなく、その意味で高橋さんは大変恵まれていたといえます。ほかの仕事に比べて言葉を使う必要性がそれほど多くなかったこと、身体機能があまり低下しなかったこと、親方が高橋さんを受け入れてくれたことなど、いくつもの好条件が重なったためでした。

高橋さんは退院後も二週間に一度ずつ、相変わらず「先生、こんにちは。高橋でした！」と言いながら、約束の時間に言語室に通ってきたので、その後の様子を聞くことができました。最初の三回は、体が思うように動いてくれずに失敗したとか、道具の名前が出なくて苦労したなどといった失敗話が中心でした。しかし、高橋さんの表情は明るく、失敗を苦にしていない様子からは、順調な回復ぶりが感じられました。ところが、四回目の外来の朝にしばらく休みたいという電話連絡が入り、それからほぼ二ヵ月にわたって、高橋さんからの連絡は途絶えてしまいました。

私たちスタッフは高橋さんのことを心配しながら連絡を待ちました。

ところが次に現われた高橋さんはあっさりしたものでした。特にどうということもない様子で、

「先生、おれ、仕事辞めました」と言うのです。

「何か問題があったの？」と聞くと、高橋さんは怒ったように言いました。

「なんか、つまらないんだ。ちゃんとやっているつもりなのに、親方もみんなもちゃんとやれって言うし。仲間とも前みたいじゃないし」

「仕事がていねいじゃないって言われるのかしら？」

「ていねいとかじゃなくて、ちゃんとしろって言われるんです」

よく話を聞くと、四回目の約束の前日、仲間とけんかをしたらしいのです。高橋さんはまじめに仕事をしているつもりだったのですが、その日、仲間の一人が「怠けるな」と面と向かって高橋さんをなじったそうです。高橋さんは腹が立ち、反論しようにも言葉がうまく出なかっ

たので、ついつい手を出してしまったのです。そのけんか以来、仲間とは溝ができてしまい、また親方からも注意されることが度々あったため、とうとう嫌気がさして仕事を辞めてしまったというのです。

「でも、仕事を辞めたら生活に困ると思うけれど……」

「いいんだ。なんかやる気ないし、やめたときのあれ（失業手当）あるし」

「でも、失業手当はしばらくすると出なくなるでしょう。それまでに新しい仕事、探さないと……」

「……」

高橋さんが仕事を辞めてしまった大きな理由は、集中力が低下して仕事に身が入らなかったことでした。あとからわかったことですが、現場での高橋さんは、ＣＤラジカセから流れる音楽を聞いているだけで、ほとんど仕事をしている様子はなかったそうです。仕事は始めるものの、少しするともう飽きてしまい、暑い寒いと文句を言ったり、ちょっとしたことにも腹を立てたりしたそうです。親方も仲間も、高橋さんのそのような仕事ぶりに気づいてはいたものの、時間がたてばよくなるだろうと、最初は黙認していたそうです。ところが、一カ月以上になるのに直る気配もないので、仲間の一人がはっきりと注意したところ、取っ組み合いのけんかになってしまったということです。親方も仲間も何年も一緒にやってきて気心が通じあっていたはずです。誰もが高橋さんの復帰をあたたかく迎え入れ、できるかぎり支えようとしてくれたはずです。ところが、そのような人たちさえ我慢の限度を超えてしまうほどに、高橋さんの仕事ぶりはわがまま放題だったようです。

こうして高橋さんは最良の職場を辞めてしまいました。高橋さんはその後もいくつかの職場を転々としましたが、どれも短期間で辞めてしまいました。高橋さんの記憶の障害、集中力低下、感情制御困難などは脳外傷の結果であり、単に高橋さんのわがままとして切り捨てられるような性質のものではありません。しかし、トラブルが起きるたびに、周囲は高橋さんを誤解するでしょうし、高橋さん自身も自分を責めたり自信を失ったりするでしょう。ところが、現時点では高橋さんの問題を改善する医療的な援助も社会的な援助も、ほとんどない状態なのです。第二、第三の高橋さんが出ないためにも、この問題に対して一日も早い対策が望まれます。

辞書はボクの愛読書

仕事を辞めた後も、高橋さんは外来通院を続けました。健忘失語は次第に改善していきましたが、事故前の状態にまではなかなか戻りませんでした。そこで、高橋さんとゲーム感覚で楽しみながら言葉を思い出す練習を続けました。そのうちでも最も楽しくできたのが、逆引き辞書です。これは辞書の定義を読んで、それに該当する単語を思い出すというものです。ある日の練習を再現してみましょう。

私「きょうはタ行の言葉をやりましょう。最初の言葉はこれです。『打楽器のひとつ。木製・金属製などの胴の両面または片面に革を張り、バチで打ち鳴らすもの』。さて、何でしょう」

高橋さん「えーと。あれ、あれ。あれでしょ。た、た、た。何て言ったっけ。こうやって打つやつ。シンバル、じゃないドラム、そうドラム」

私「そうですね。ドラムを日本語で何て言いましたっけ」

高橋さん「ドラムっていうとロックミュージックだなあ。おれ、ロック好きなんです。先生はどんなの好きですか。ドラムって日本語でもドラムじゃないかなあ」

私「タ行の言葉でしたよ」

高橋さん「そうだ。ドラムってタ行でしょ」

私「そうかな」

高橋さん「タ、チ、ツ、テ、ト。そっか。トとドはちがうな。ダ行って、先生あるんですか」

私「あると思いますよ」

高橋さん「ダ、ジ、ズ、ゼ、ゾ。しまった。ダ、ジ、ズ、デ、ドかな」

私「ちょっと変ですね。ダ行はダ、デ、ドだけでいいでしょう。とにかく、ドラムの『ド』はダ行だからタ行ではないですね」

高橋さん「そうか。そうすると、ドラムじゃなくて、あれすると（日本語で言うと）、タ、チ、ツ、テ、トのどれかで始まるわけか」

私「ちょっとヒントを言いましょうか。三文字の単語です。タン、タン、タン」（と手拍子をとる）

高橋さん（机を叩きながら）「タン、タン、タンかあ。先生、あれ、今何してるんだっけ？」

私「それじゃ、もう一度読みますよ。『打楽器のひとつ。木製・金属製などの胴の両面または片面に革を張り、バチで打ち鳴らすもの』」

高橋さん「うん、そうそう。ドラムっていうのやってたんだ」

高橋さんはこれよりむずかしい単語がすぐわかることもありました。その日使われた単語から連想したことをテーマに会話することは、高橋さんにとっても私にとっても大変楽しい時間でした。高橋さんは中学・高校時代はあまり楽しい思い出がなかったそうですが、そのころのやり直しをしているようにも見えました。ときどき「国語の授業でこんなふうにしてたら、オレもっとあれ（勉強）やったのに」とまで言ってくれました。そして、驚いたことに、自分でも辞書を買って読むようになったのです。

辞書というものは、普通の人にとっては、わからない言葉があったときに調べるためにあるものですから、いつも持って歩いたりはしません。しかし、高橋さんにとって辞書は「読む」ことで語彙を増し、言葉を思い出すことができる魔法のランプのようなものでした。そのため、高橋さんは辞書をいつも持ち歩いては読むようになり、まるで高橋さんの愛読書ともいえる存在になったのでした。

余談ですが、私の家族もある辞書を愛読しています。なぜなら、その辞書の定義は大変個性的で、まさに読み物としての面白さがあるからです。たとえば、「読書」の定義は「〔研究調査のためや興味本位ではなく〕教養のために書物を読むこと〔寝ころがって読んだり雑誌・週刊誌を読んだりすることは、狭義の読書には含まれない〕」（『新明解国語辞典　第四版』三省堂）となっています。『広辞苑　第五版』の「書物を読むこと」という常識的な定義と比較すると、そのちがいがよくわかります。失語症者用の辞典としては不向きかもしれませんが、この辞典には宝物がたくさん詰まっているような気がします。

それはさておき、高橋さんは辞書をいつも持ち歩いては読んだおかげで、退院一〇ヶ月で病院の外来を「卒業」することになりました。しかし、高橋さんは卒業後もときどき「先生、高橋でした！」と言いながら遊びに来てくれましたので、その後の高橋さんの生活を知ることもできました。相変わらず仕事を転々とし、ご両親の援助で生活している状態が続いたことは、私にとって心の痛むことでした。ご両親も、自分たちがいなくなったあとの高橋さんの生活を、どんなに心配したことでしょう。その後、私は夫の転勤に伴って東京に戻りましたので、高橋さんとの交流はそこで途切れてしまいました。しかし、高橋さんは脳外傷の患者さんの抱える問題を最初に私に教えてくれた人として、いつまでも私の心に生き続けています。

第7章　ウソのようなホントの話

これは現実だ

表8－1を見てください。これは六四ページの表5と同じものです。言葉には大きく分けて話す、聞く、書く、読むの四つの側面があり、失語症では程度の差はあってもこれらすべてが困難となります。なぜなら、失語症では言語を話したり、聞いたり、書いたり、読んだりするための脳の機能に障害があるからです。このような障害を〈内言語障害〉といいます。ところが、ブローカ言語野やウェルニッケ言語野ではない脳の部分の損傷によって、特定の言語機能にだけ障害がみられることがあります。これを〈純粋型〉といいます。話すことだけがうまくできなくなる場合を〈純粋語唖《ごあ》〉、聞くことだけがうまくいかなくなる場合を〈純粋語聾《ごろう》〉、書

表 8-1　言葉の四側面

	発信	受信
話し言葉（音声言語）	話す	聞く
書き言葉（文字言語）	書く	読む

くことだけがうまくできなくなる場合を〈純粋失書〉、読むことだけがうまくできなくなる場合を〈純粋失読〉と言います（表8-2）。このような純粋型では大脳の基本的な言語機能は保たれている点が失語症とは大きく異なります。つまり、純粋型では内言語障害はほとんどないのです。

この章で紹介する小林さんはどうみても、失語症はありませんでした。人との会話は完全に正常でしたし、書くときにも大きな問題はみられませんでした。ところが、読むときになって本当に不思議なことが起こりました。小林さんは、たった今自分が書いた文字すら読むことができなかったのです。純粋失読でした。

私たちは学校で読み書きを一緒に習いますから、書くことができれば読むこともできるだろうと考えるのはごく自然です。最近ではワープロの普及によって字を書く機会が減ったためか、字が思い出せない、書けないと嘆く人が以前より増えているようにみえます。しかし、書けない字でも読むことはできるという経験は、多くの人が持っているのではないでしょうか。つまり、「書ける字は読める」という印象が

表 8-2　純粋型とその障害側面

	発信	受信
話し言葉（音声言語）	純粋語唖	純粋語聾
書き言葉（文字言語）	純粋失書	純粋失読

強いと思われます。ところが、小林さんは「書けても読めない」のです。ですから、小林さんのような、「書くことはできるのに、今自分が書いた字すら読めない」という症状が現実に起こりうるということは、健常の人には想像しがたい状態といえましょう。

小林さんも、自分の身に起きたことが最初は理解できなかったそうです。五九歳、働き盛りの小林さんは、経営コンサルタントでした。若いころに友人と共同で事務所を開き、事業も順調にいっていました。事務所の若い人たちを連れて年一回外国旅行をするときは、得意の英語を生かしてガイド役まで務めたそうです。小林さんは読書が趣味で、仕事に関する本やそれ以外の分野の本が事務所にも自宅にもあふれていました。蔵書があまりに多すぎて、自宅の床を補強しなければならないほどだったそうです。

その小林さんが脳梗塞《こうそく》になったのは五七歳のときでした。左半球の後方領域を流れる左後大脳動脈と呼ばれる血管が詰まったのです。この動脈は脳梗塞を起こしやすい血管ではなかったので、小林さんの症状は一般的な脳梗塞の患者さんとはかなりちがっていました。つまり、脳梗塞でよくみられる手足の運動麻痺《まひ》はなく、失語症もみられませんでした。そのかわり、右視野の障害とこの奇妙な、読むことだけができない症状が残ってしまったのです。

小林さんは状態が落ち着くとすぐに、家族に頼んで家から新聞と本を持ってきてもらいました。ベッドを起こしメガネをかけ、さあ読もうとして、はじめて自分が何も読めないことに気づき、がく然としたそうです。日本語と英語の区別はつきますし、文字を逆さにすればそれもわかります。それに数字ならだいたいわかりました。しかし、仮名文字も漢字もほとんど理解することができなかったそうです。当初、小林さんは右側の視野が狭くなっているためだろうと考えたそうです。しかし、文字を読めない状態は、いくら目を動かしたところで、一向によくならなかったのです。

私が小林さんと出会ったのは、発症から二年もたったころでした。そのころの小林さんは事務所をやめ、毎日鬱々として過ごしていました。共同経営している友人は引きとめてくれたのですが、字が読めないことは仕事を続けるうえで致命的でした。毎日山のような書類と資料に目を通さなければならないのに、自分ひとりではまったく内容を理解できないのです。もちろん、誰かにいつもそばにいてもらって、必要な場合は書類を読みあげてもらえば、聞いた内容を理解することはできます。その場合には、耳から入った内容をしっかり覚えなければならず、内容確認のためにメモを利用することができないので、もう一度その部分を読みあげてもらうしか手はありません。このように労力も時間もお金もかかりはしますが、もともと自分が作った事務所なのですから、仕事を続けることはできたはずです。しかし、負けず嫌いの小林さんは、そんなことまでして仕事にしがみつきたくはありませんでした。むしろ、潔く仕事を退きたいと思ったそうです。そういうわけで、小林さんは退院後ほどなくして、仕事からすっかり退いてしまいました。

大好きだった本もすべて焼いてしまいました。小林さんにとって、かつて本に囲まれた生活は理想的なものでした。ところが、一字も理解できないそのころの小林さんにとって、本はなんの役にも立たないばかりか、悪夢のような現実を小林さんにつきつける道具になってしまったのです。こうして、小林さんは新聞の配達も断り、家の中からできるだけ文字を締め出して文字とは無縁の生活を始めたそうです。しばらくは時間がたてば治るかもしれないと期待したそうですが、いつまでたっても文字は読めないままでした。夢なら覚めてほしいと何回も願ったそうですが、とうとうこれが現実だと悟ったのです。それ以来、小林さんは何度も死にたいと思ったそうです。読めないという症状は小林さんから仕事を奪い、趣味を奪い、生きがいを奪ったのです。

引きこもり、そして再起

仕事を辞め、毎日浮かない顔をしている小林さんに、奥さんは散歩をすすめました。小林さんは手足にまったく障害はありませんでしたし、会話もできるのですから、外に出かけて人とおしゃべりをすれば気も晴れるだろうと期待したのです。奥さんは小林さんの様子をどんなにやるせない思いで見ていたことでしょう。そこで、小林さんは家から駅まで散歩することにしました。歩いて一五分ほどの駅前には、おいしいコーヒーを飲める店がありましたので、そこで一休みして家に戻れば、ちょうどよい散歩になるはずでした。

ところが、この散歩が小林さんをますます苦しめることになったのです。それはこんなことから始まりました。小林さんが家を出てすぐ、近所の奥さんと会いました。町内会の役員をしていた頃からの知り合いで、小林さんが病気になったことも、退院してきたこともよく知っていました。

近所の奥さん「小林さん、お久しぶりですねえ。退院されたって聞いたけれど、すっかりお元気そうじゃありませんか」

小林さん「ああ、どうも。その節はご心配をおかけしました。先月退院して今は家でゴロゴロしています」
近所の奥さん「お顔の色もいいし、どこも悪いところはなさそうでよかったですね。脳卒中って聞いたから半身不随にでもなられたら大変だろうって思っていたものですから」
小林さん「いやあ、本当に麻痺とかなくて助かりました」
近所の奥さん「それじゃ、近々お仕事に戻れますね。よかったですね」
小林さん「いやあ、それが、まあ、少し様子をみようかと思いまして」
近所の奥さん「そうですね。少しゆっくりされてから仕事をしたって、バチなんかあたりませんよ。今までお忙しかったんですから」
小林さん「いやあ、まあ、そういうことにしておきましょうか。では失礼します」

駅についた小林さんは、今度は八百屋の奥さんにつかまりました。そして同じような会話が繰り返されます。小林さんの病気を心から心配し、退院後元気に散歩できるまでになった小林さんの回復ぶりを喜ぶ、善意の人たちとの会話が小林さんを悩ませます。「今度あの奥さんに会ったら、また仕事にいつ復帰するのか聞かれるにちがいない。文字が読めないから退職したなんて言ったって、きっとそんな馬鹿なっていう顔をするだけだろう。自分でもそんなことが起こるなんて想像したこともなかったんだからなあ。散歩に出て、誰かとまた会うのはもういやだ」というのが、小林さんの偽《いつわ》らざる気持ちだったのです。

こうして、小林さんは家に引きこもるようになりました。身体機能にも会話能力にもまったく問題がないのに、人と会いたくないために日中ひっそり家の中で過ごす生活は、小林さんの絶望的な気持ちに追い討ちをかけました。小林さんは死を本気で考えるようになっていきました。

小林さんがこのような危機的状況にあったころ、定期的に小林さんを診察していた主治医が、小林さんのうつ的な状態を心配し、読めない症状をなんとかできないものかと連絡してきたのです。私は小林さんの読めない症状はある方法によって改善できると考えました。そんな魔法のような方法があるのでしょうか？　実はあるのです。その方法を説明しましょう。

純粋失読の患者さんは、読めない文字をなぞることによって、一時的に読めるようになることがあります。これを「なぞり読み」効果といい、純粋失読ではよく知られた現象です。私たちが文字を読むときには、見るだけで何という字かわかります。しかし、純粋失読の患者さんは、文字を見るだけでは脳損傷のために読むことができません。しかし、字をなぞることによって読めるということは、視覚性の文字情報（目から入る文字の情報）を運動覚性の文字情報（手を動かしてなぞったことによって得られる文字の情報）に変換できたために読めたと考える

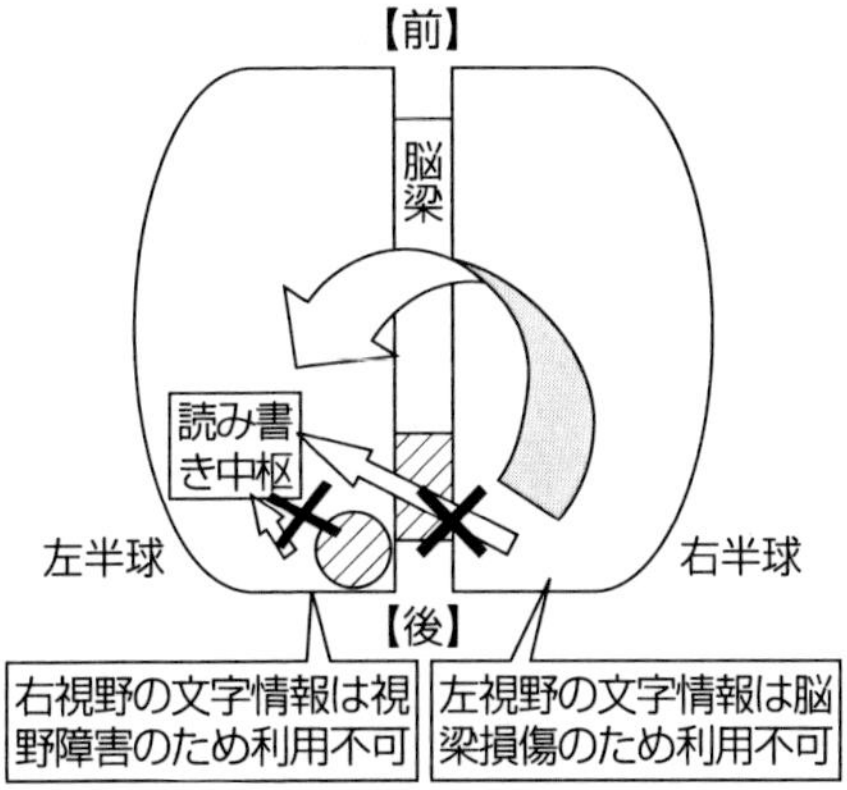

左半球に入力されるはずの文字の視覚情報は右視野障害のために入力されず，右半球に入力された文字の視覚情報は脳梁の損傷のために左半球の読み書き中枢に到達しない。このため，純粋失読患者は文字を読むことができない。しかし，なぞり読みによる文字の運動覚情報は，脳損傷の部分を迂回して読み書き中枢に伝達されるので，患者は文字を読むことができる。

図 15　純粋失読におけるなぞり読み効果

ことができます。私はこのなぞり読み効果に注目しました。

一時的にではあれ、この現象がみられるのは、運動覚性の文字情報が脳損傷の部分を迂《う》回《かい》して読み書き中枢にいたるルートが存在することを意味しています。それならば、なぞり読みを何度も繰り返せば、運動覚による文字情報処理が効率よく行えるようになり、視覚を介さなくてもすばやく読むことができるはずだ、と私は考えたのです。図15は純粋失読においてなぞり読みが成功するしくみを図解したものです。脳を上から見たところで、左半球と右半球、そしてそれをつなぐ神経線維の束である脳梁が見えています。上方は顔の側、下方は後頭部の側にあたります。斜線で塗った場所は脳損傷を示し、文字を見て読むときに情報が通る通常のルートは白い矢印で示してあります。文字を見て読むためには脳損傷の部分の機能が必要ですので、文字を読むのは不可能です。しかし、曲がった矢印で示した文字をなぞる運動覚性のルートは脳損傷の部分を迂回しています。ですから、文字の情報は読み書きの中枢に無事に達することができ、その結果文字が読めるというわけです。

私の予想どおり、小林さんは文字をなぞって読む練習を繰り返すことによって、ふたたび文字を読むことができるようになりました（Seki et al., 1995）。当初は「あ」のような仮名一文字を取り戻すことすら大変苦労したのですが、仮名文字や漢字どころか、英語も以前と同程度に読むことができました。こうして、小林さんは発症後二年たってから、読書の楽しみを取り戻すことができました。焼いてしまった本は新しく買い、新聞購読も再開して、小林さんはふたたび文字に囲まれて過ごすようになりました。

しかし、小林さんはもう二度と仕事に戻ろうとはしませんでした。やろうと思えばきっとできたと思います。まだまだ若く、自分が設立した事務所に戻るのは、それほどむずかしいことではなかったでしょう。しかし、小林さんは残りの人生を別のかたちで生きることを選択しました。小林さんは「僕は病気になったときに死にました。今の僕は新しい僕です。だから、もう古い僕と同じ生き方はしないつもりです。『新しい酒は新しい皮袋に入れよ』と聖書にもあるように、僕は別の新しい生き方をしてみたいのです」と話していました。

読めるようになってからの小林さんは大変積極的でした。一度は自殺を考えるほどの絶望からはい上がった人ならではの積極性だったのかもしれません。奥様と外国旅行をしたり、テニスを始めたりと、生活を十分楽しんでいました。また、奥様と病院ボランティアのグループに参加し、患者さんにお茶を入れたり、話し相手になったりして、患者さんを支えることに生きがいを見出しているようでした。病気の前には時間にも気持ちにもゆとりがなくてできなかった活動です。まさに新しい小林さんを見る思いがしました。

もう一度輝くために

小林さんも高橋さんも、発症したあと復職をしませんでした。しかし、二人の復職の状況は異なります。小林さんは復職できるのにしないことを選択したのですが、高橋さんは復職したくてもできなかったのです。失語症の患者さんが退院前と同様の生活を送れるかどうかは重大な問題です。退院後、社会生活に戻ることを社会復帰といい、復帰する先は家庭、職場、学校、施設などがあります。ここで、失語症の患者さんの社会復帰について考えてみたいと思います。

最近の失語症に関する全国実態調査によると、社会復帰の形態としては家庭が最も多く、全体の六割以上で、職場復帰は二割弱でした（図16）。身体機能の障害が職場復帰の阻害要因となることは容易に推測できますが、失語症自体が職場復帰の阻害要因となる可能性もじゅうぶ

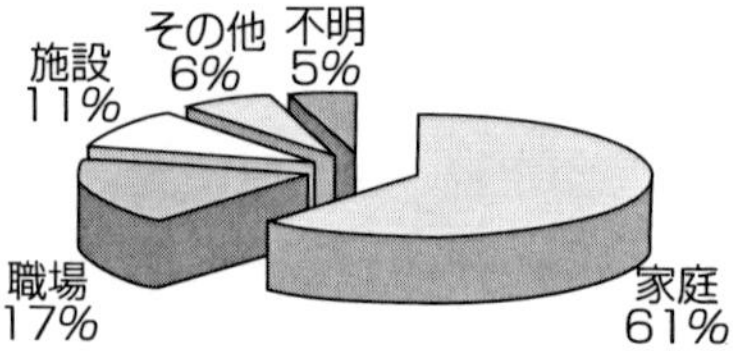

図16　社会復帰の形態

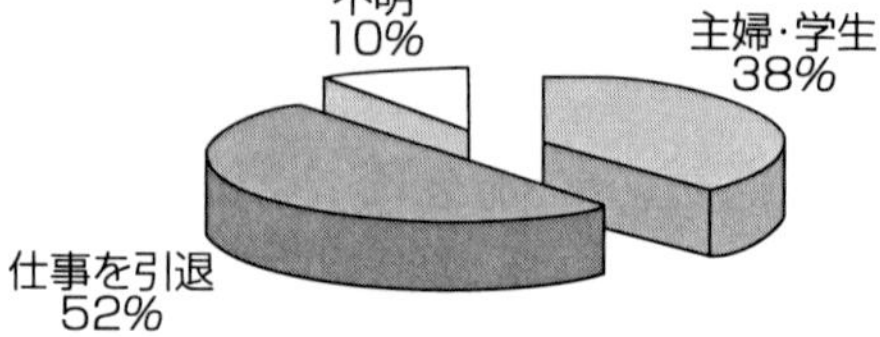

図17　家庭復帰の内訳

んあるのです。家庭復帰の内訳を見てみると、もともと在宅で主婦であった人や、家庭から通学する学生が四割弱であったのに対し、発症前は仕事を持っていたのに引退した人が五割以上にのぼっていました（図17）。

同じ調査から失語症者は男性のほうが女性より多く、また年齢構成は六〇歳代を中心に五〇歳代から七〇歳代が非常に多いことが示されています。これも職場復帰率が低いひとつの原因でしょう。それにしても仕事を持っていた人の職場復帰が困難であることがうかがえます。私がこれまで出会った患者さんを思い出しても、まだ引退には早い年齢であるのに、失語症のために職場復帰を断念した方が相当数にのぼります。また学生の場合、学業に支障が残り、留年や退学をしなければならないこともありました。家庭の主婦でも家事の可否や家族との関係の変化などのために、家庭内での立場が微妙になりつらい思いをすることがありました。このように、復帰形態は失語症の重症度だけでなく、受け入れ側の問題も大きく影響するように思われます。

次に職場復帰を果たした場合の形態についてみてみると、発症前と同じ仕事に戻った人が六割でしたが、配置転換が三割、職種変更も一割弱であることがわかりました(図18)。このことは、職場復帰できたとしても以前と同じ仕事にはつけない場合が多いことを示しています。

営業や事務など、いわゆるホワイトカラーといわれるような職種についていた人にとっては、失語症は現職復帰への大きな障害になります。私も、小林さんをはじめ、たくさんのホワイトカラーの患者さんが職場復帰に際し深刻な状況に直面するのをみてきました。しかし、高橋さんのような職種の人であれば、失語症があっても現職復帰できる場合もあります。特に身体機能に障害がない場合に復帰できることが多いようです。私が出会った方のなかにも、退院後奥様と二人でしてきた農業を続けたり、板金職人として仕事に戻れた人がいます。また、言語機能の必要性がそれほど高くない部署や職種に変わって仕事を続けた人もいます。人事管理の仕事から経理に配置換えされた例では、仕事の大部分がパソコンに向かっていればすむものでした。数字をパソコンに入力し、経理ソフトを使って収支計算書を作成していたのですが、この仕事で失敗することはあまりないと話し

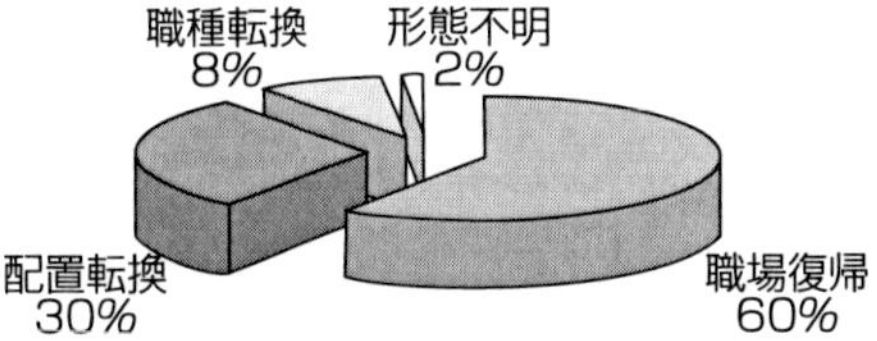

図18　職場復帰の内訳

ていました。しかし、ときどきかかってくる電話で数字や品名を聞き取ることはむずかしいので、必ずあとからメールかファックスを送ってもらって確認するようにしているそうです。

このように、突然の病気によって失語症になってしまった患者さんの社会復帰の道のりは、長くけわしいものです。職場復帰できたとしても、高橋さんのように何らかの理由によって仕事を継続できない人が多いのもまた事実です。仕事を持ちその収入で家族を養っていた人が、あるとき病気になり、その後遺症によって復職できなくなったとしたら、自分への自信や誇りは無惨にも打ち砕かれるでしょう。あるいは、主婦として家事や育児を切り盛りしていた主婦が突然の失語症によって、コミュニケーションの手段を奪われ、また運動麻痺のためにこれまでのように家事ができなくなったとしたら、どんなにつらいことでしょうか。食事の準備をするために買い物にも出かけられず、包丁も上手に使えず、仕事人間の夫に負担をかけてすまないという思いで一杯だとしたら、以前のように家庭内で輝けるでしょうか。

このように、失語症は患者さんから言語機能や身体機能を奪うだけでなく、家庭や社会での役割も奪います。そして家族もこれまで患者さんが担ってきた稼ぎ手や家事の主役としての役割を分担しなくてはならず、これに伴って家族の関係は激変します。したがって、患者さんとその家族の抱える心理的問題はとても大きいと思われます。そこで、次に患者さんの心理的問題を考えてみたいと思います。

障害受容

マズローという心理学者によれば、人間は誰でも欲求を持っており、その欲求は階層的な構造をなしているそうです。そして、低次の欲求が満足されると、それより高次の欲求を満たそうとするのだそうです。マズローが提唱した欲求を図19に示しました。

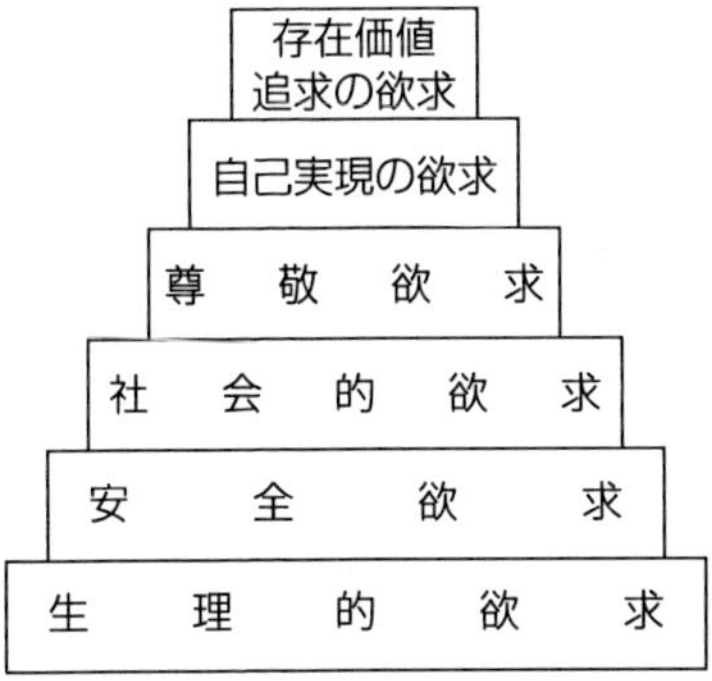

図19　マズローによる欲求の階層理論

このモデルは失語症者にもよくあてはまると思います。

〈生理的欲求〉とは、生命の維持に関するもので、脳卒中の発症直後は食事や排泄、睡眠、呼吸、合併症の管理などに関する医療や、看護の体制が最大の課題となります。

病気になってまもない時期の最大の問題である生命の危機を脱すると、患者さんは少し落ち着いてきて、基本的な生活の確立の欲求である〈安全欲求〉を持ちます。これには身体の清潔、衣服の着脱、移動、適切な居住環境の確保などが課題となります。この課題を達成するために理学療法士（ＰＴ）、作業療法士（ＯＴ）、言語聴覚士（ＳＴ）などのリハビリテーションスタッフが積極的に介入します。

個人の基本的欲求が達成されると、生活に社会とのつながりや広がりを求める欲求、すなわち〈社会的欲求〉が生じます。失語症者にとっては言語のリハビリテーションを一定期間行ったあとの段階と考えられます。二三ページの図2で高原状態になったときといえるでしょう。この時期に、多くの人は復職を含め今後どのような生き方をするのかについて選択を迫られます。このとき、社会的欲求を持ちながらもそれを果たせず、自宅にこもってしまうこともしばしばです。退院後には、出かけたいと思っても家族は忙しく、また一人では移動する手段がないような場合は、気持ちとは裏腹に、家ですごすしかありません。逆に、右の手足に重度の運動麻痺がありながら障害者用の自動車免許をとり、左手だけで運転してどこにでも出かけて生活を楽しんでいる人もいます。これ以降の段階で失語症者とかかわるのは、主に保健・福祉や教育の領域にいる専門職です。この時期の言語聴覚士の役割は今後ますます重要になっていくと思われます。

この欲求が達成されると、社会的に人から自分を認められたいという尊敬欲求が生じます。これを達成するためには、肯定的な自己概念を形成すること、自分自身による主体的な選択や意思決定を行うこと、プライバシーの確保、周囲の人からの承認や受容を得ることなどが課題となります。社会や家庭での役割変更を経験し、自分に自信がなくなっている人にとってはこの課題の達成は困難です。役割変更とそれに伴う人間関係の変化は大なり小なり生じるでしょう。しかし、それがあったからといってその人自身の価値が変わるわけではありません。たとえば、全失語の鈴木さんは「おはよう」ひとつで多くの人と円滑な人間関係を維持していました。また、私は公認会計士として高収入を得ていた方のことも思い出します。この人はまだ三〇歳代で失語症になり、子供たちも小さかったので、奥様は経済的には大変苦労したようでした。しかし、その後奥様が仕事を持ち、ご主人が家事をするというかたちで役割を交代することによって、経済的にも安定し、夫婦で助けあい仲むつまじく生活し、子供たちを立派に育てました。

それより高次の〈自己実現の欲求〉や〈存在価値追求の欲求〉は、健常であっても多くの人にとって達成がむずかしいものです。学業や職業を通して自己の能力を発揮したり、社会の中で生産的な活動を行ったり、さらにはものごとの真理を悟り自己完成のために困難な目標に立ち向かったりできる人は、そう多くはいないでしょう。失語症をもちつつ、その欲求を達成するのはかなり大変なことだと思います。しかし、この課題を達成した例もなかにはあります。私の知っている患者さんは失語症になってから、絵を描き始めました。左手で絵筆をしっかり持つことさえ大変でしたのに、努力と失敗を重ねながら何年も描きつづけて、とうとう権威ある絵画コンクールに入賞しました。毛筆に挑戦した人、人形作りを始めた人、パソコンをマス

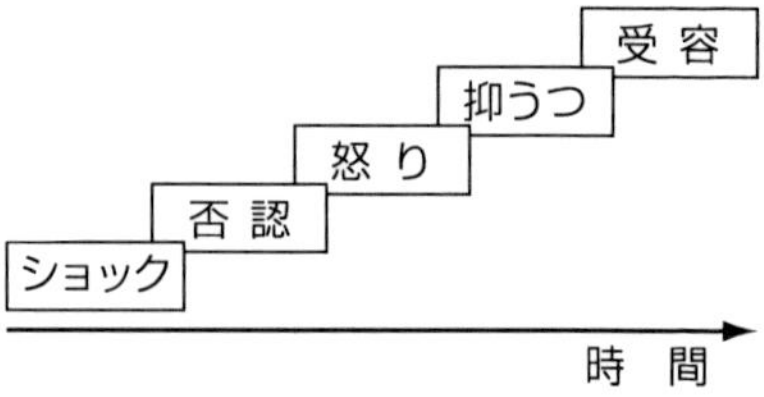

図20　障害受容に至る過程

ターした人の話なども聞きます。このような話を聞くたびに、人間ってなんてすばらしいのだろうとしみじみ感じます。

患者さんが障害を受容し、障害とともに生きようと考えるまでには時間がかかります。ジャーゴンで話をしていた時期の中村さんは、障害受容どころか病識低下があったわけですから、自分の症状と向き合うことはできませんでした。一般に、障害受容までには図20のような過程を通ると考えられています。

これはE・キューブラー・ロスという精神科医が提唱した、死の受容過程とほぼ同じものです。ロスは死を目前にした患者さんの許可を得て、患者さんの心境を直接インタビューするという驚くべき方法によって、人が死を受け容れるまでにはいくつかの段階があることを示しました（E・キューブラー・ロス『死ぬ瞬間』鈴木晶訳、読売新聞社、一九九八）。

死にいたる過程では身体機能の衰弱が明らかですが、失語症者の場合はリハビリテーションを通じて回復していくのであり、その意味では両者には大きなちがいがあるといえます。しかし、患者さんは最初から自分の身に起こったことを受容するのではなく、ショックや否認、怒りなどの感情を経験することは共通していると思います。特に、抑うつ的な状態は長期にわたってみられ、それがリハビリテーションへの意欲を低下させることがあるので、注意深い対応が必要です。私たちは患者さんの気持ちに気づかずに善意で励まし、かえって患者さんを傷つけていることが案外多いのではないかと思います。

第8章　失語があると半人前？

誤解されて

山下さんもまた、私には忘れられない患者さんのひとりです。それまで病気らしい病気もせず、妻として母として充実した毎日を過ごしてきた三九歳の主婦山下さんは、ある日突然ひどい頭痛に襲われました。「頭が痛い！」と言うなり嘔吐してその場に倒れこみ、意識もはっきりしなくなったため、ご主人があわてて救急車を呼んだそうです。脳動脈瘤《どうみゃくりゅう》の破裂によるクモ膜下出血でした。クモ膜下出血は女性に多いと言われていますが、これを経験した人はその痛みについて「今までに経験したことのないような激しい痛み」とか「ハンマーで頭をなぐられたような痛み」などと表現します。一般的に女性には頭痛持ちが多く、また出産や生理痛など痛みを経験する頻度が高いので、痛みに対する耐性が男性より高いと思われます。その女性がこのように表現するのですから、クモ膜下出血の頭痛がいかに激しいものであるかがわかるような気がします。

山下さんは緊急入院後何回か危険な状態に陥ったそうですが、それを乗り越えて生還しました。ようやく身体的な状態が安定した山下さんが次に直面したのは、右の手足が動かず、言葉が不自由になっている自分の厳しい状態でした。山下さんは話すことはほとんどできませんでした。しかし、うなずいたり、首を横に振ったり、指さしをしたりして必要なことを伝えることはでき、人の話を理解することもある程度できました。運動麻痺《まひ》と重度ブローカ失語があったとはいえ、山下さんは若くチャーミングで、その雰囲気や態度には人を惹きつける何かが感じられましたので、彼女は病棟でも目立つ存在でした。しかし、華やかな印象とは裏腹に、山下さんがほかの患者さんと一緒にいることは少なく、固く暗い表情をしていました。誰もいないトイレや談話室の片隅で、山下さんが声もなく泣いているのを、私は何度も見かけました。

山下さんのご主人はやさしい人でしたが、そのお母さんはかなりはっきりと物を言う人でした。嫁が病気になったという知らせで、地方から孫の世話をしに飛んできてくれたのはいいのですが、失語症になった嫁と会話を始めるなり、

「あんたアホになったのかい。もっとちゃんとしゃべってくれなきゃわからないでしょ!」

と言い放ったのだそうです。たしかに、慣れない都会で息子や孫の世話をしなくてはならない立場に急に立たされたお姑さんも大変だったでしょう。しかし、その心ない態度はどんなに山下さんを傷つけたことでしょう。お姑さんの言っている言葉自体が正確にわからなかったとしても、その表情や口ぶりから話の内容は山下さんにもじゅうぶん伝わったはずです。ご主人は山下さんが失語症という状態になったこと、失語症とはどのような症状かについて説明をしたそうですが、お姑さんの態度にあまり変化はありませんでした。洗濯物を取りに来ると、帰り際には決まって似たような愚痴《ぐち》をこぼしたそうです。

「ああ、あんたがまともに話してくれないもんだから、わたしゃ食器のありかさえわからないんだよ。ほんとに大変なことになった。私の面倒を見てくれるはずの人がこんなことになって、私はどうしたらいいんだろう」

お姑さんは大きな誤解をしていました。山下さんが話せないのを見て、何を言ってもわからないだろうと考えてしまったのです。そのために、山下さんを傷つけるような言葉を思わず口にしてしまったのでしょう。もし、お姑さんがもう少し失語症のことを理解していれば、そんな言い方はしなかったはずです。

山下さんだって、話をしたいのです。お姑さんに食器のことだけでなく、子どもの学校のことや夫の生活のことなど、お願いしたいことは山ほどあったはずです。何よりも、いち早く手伝いに駆けつけてくれたお姑さんに対して、きちんと言葉で感謝を伝えたかったにちがいありません。それができないから困っているのに、どうしてわかってもらえないのかと悲しくやるせない思いを抱いたことでしょう。自分は本当にどうかしてしまったのではないかと思ったり、いやいやそんなことはないと否定してみたり、山下さんの気持ちは乱れたにちがいありません。それが山下さんの涙の原因だったのでしょう。

山下さんほど極端な例はそう多くはないにしても、失語症の患者さんは周囲から痴呆《ちほう》と同一視されることが少なくありません。ウェルニッケ失語の病識のない発話、特にジャーゴンは非常に奇妙で理解しにくい現象ですから、かつては医師でさえ痴呆や精神病として誤診したこともあったそうです。また、本人も会話が成立しないことを知的機能の低下と考えて悩むこともあるのです。失語症は言語機能の低下であり、知的機能の低下とは異なる症状です。つまり、基本的には、失語症になっても考えたり判断したりする能力に問題はないのです。しかし、患者さんは知的に保たれている状態を言葉によって表現することができず、このため周囲から誤解を受けやすいのです。ただし、失語症と知的機能の低下が合併する場合ももちろんありますので、すべての失語症者が知的に保たれているわけではありません。

言葉を使わずに思考する

私たちは複雑な操作をするときやむずかしい問題を解くときなど、思わずブツブツ言いながら考えることがあります。それは思考の手段として、あるいは思考過程を整理するために言語を使っているからだと考えられます。もしそうなら、言語機能が低下している失語症の患者さんは思考できないのでしょうか？

たしかに、言語を用いたほうが抽象的思考や複雑な問題解決が容易な場合は多いでしょう。しかし、言語がなくても思考することはできます。そうでなければ、言語獲得前の乳幼児や、高等な言語体系を持たないチンパンジーが、思考を要する課題を解決できることが説明できません。また、言語獲得後の成人でも、言語を使わないで思考することが知られています。碁や将棋の名手の攻略法はその例といえます。素人は数手先まで碁盤や将棋盤を思い浮かべながら、言葉で考えるのでしょうが、プロは視覚的にイメージするのだそうです。それよりスケールは小さいのですが、小学生時代に全国暗算コンクールで二年連続上位入賞を果たした私にも、同じような経験があります。桁数がかなり大きい暗算も、数字が聞こえてくると頭の中のそろばんが自動的に動いてくれるので、私はそろばんを見るだけで正しい答えを出すことができたのです。つまり、加減乗除の計算は、まったく言語を介することなく行われたのでした。以上のことから、言語と思考は密接に関係してはいるものの、両者は独立した存在であり、必ずしも言語がなければ思考できないわけではないといえるでしょう。それでは、失語症の患者さんが思考をはじめとする高度な知的作業ができることが、どうしたらわかるのでしょうか。

ひとつは患者さんの日常的な行動を観察することによってわかります。言語的なコミュニケーションは不完全でも、人の気持ちを理解したり、状況を判断して適切な行動をとることに支障はないことは、注意深く見ているだけでよくわかります。また指さし、身振り、表情などの非言語的なコミュニケーション手段を有効に用いることができます。一方、記憶や思考・判断など、複数の知的機能の障害である痴呆では、これらのことは困難です。全失語の鈴木さんが、言語機能がほとんど廃絶状態であったにもかかわらず、周囲の人たちとうまくやっていけたのは、知的に保たれていたからでした。

また、代表的な精神病である統合失調症（精神分裂病）では独特で奇妙な言葉づかいがみられ、重度例ではまさにジャーゴンのような状態になるといわれます。しかし、統合失調症にみられる言語の異常は思考の障害のために生じるものですから、患者さんの言動を観察すれば失語症と区別できます。たとえば、統合失調症の患者さんは「友だち」の意味をきかれて、「それは悪い人のことです。昨日の夜、夢を見ました。共食いする。だから怖い人です。予感があたりました」などのような支離滅裂な説明をすることがあります。しかし、失語症の患者さんにはこのような表現はみられません。

もうひとつは適切な検査によって知的機能を測ることでわかります。検査というと、単語の意味を説明したり、算数問題を解いたりするような「質問に答える」ことがすぐ思い浮かびます。このような、言語的に教示を与え言葉で答える形式の検査は、言語性検査と呼ばれます。この形式の検査は、道具を使う必要もほとんどなく、手軽に実施できますから大変便利ですが、言語障害がある人にそのまま用いるには無理があります。たとえば聴覚障害や構音障害を持つ人には文字による教示や書字での応答を許容するなど、検査方法に工夫が必要です。さらに、失語症者に対して言語性検査を用いるのは、無謀といっていいほどの問題点があります。失語症は質問の意味を理解したり、それに対する答えを組み立てて口頭で表現したりすることの障害ですから、失語症が重度であれば言語性検査の成績が悪くなって当然なのです。つまり、失語症者に対して言語性知能検査をすることはほとんど無意味なのです。

失語症がある人の知的機能をみる検査として有用なのが、非言語性の検査です。この検査は言葉による教示は最小限度にとどめ、言語ではなく動作で反応できるように配慮されています。たとえば、図21（口絵）を見てください。これはレーヴン色彩マトリックス検査という非言語性知能検査の一部です。これを見るだけで、空欄を埋めるのに最も適した図を下の六つの選択肢から選べばよいことが、言葉で説明されなくてもわかります。図21-1は簡単ですが、図21-2はそれより少しむずかしく、図21-3はかなり考える必要があります。レーヴン色彩マトリックス検査にはこのような問題が三六問あり、健常者の成績が年齢別に調べられていますので、失語症の患者さんの成績をそれと比較することで、その知的機能をかなり正確に知ることができます。

非言語性検査はこのほかにも数多くのものがあります。成人用の知能検査として現在一般的に用いられているWAIS-Rには、言語性の検査六項目のほかに、非言語性の検査が五項目設けられています。非言語性の検査は言葉を用いる必要がなく、何らかの動作をすることによって応答するので、ここでは動作性検査と呼ばれます。絵に描かれていない重要な部分を指摘する「絵画完成」では、たとえば取っ手が描かれていないドアの絵を見て、そこを指で示すことができればよいのです。「取っ手」とか「ノブ」とか言葉で言う必要はありません。また、「積木模様」では、各面を赤や白一色、あるいは赤白半々で塗った積木四個ないし九個を使って、手本と同じ模様になるように組み合わせる課題で、言葉は不要です。なお、多くの非言語性検査は制限時間が決められており、スピードと正確さが要求されます。このため、視空間性の障害や片手の麻痺があると、本来の知的状態より成績が悪く出てしまう場合があります。

山下さんにレーヴン色彩マトリックス検査を行ったところ、三六問中正答が三四問と好成績であり、知的機能は保たれていることがわかりました。つまり、山下さんは考えたり判断したりすることに障害はないのです。しかし、それがわかったからといって、すぐに状況が好転したわけではありませんでした。その証拠に、お姑さんは会話ができない嫁に対して、相変わらず愚痴を言いつづけていたのです。そして、山下さんも病院の片隅で泣き続けていました。人間は外見や思いこみで人を判断しがちです。そして、ひとたび判断を下すと、それを変えるのは容易なことではないようです。山下さんのお姑さんの言動は、偏見や先入観なしに人を見ることのむずかしさを如実に示しているようにみえました。このようなお姑さんに自分を理解してもらうためにも、山下さんがますます熱心にリハビリテーションに取り組んだのはいうまでもありません。

失語症の評価

山下さんの失語症は重度のブローカ失語でした。患者が、どのようなタイプの失語症であり重症度がどの程度であるかは、どのようにして決めるのでしょうか？　私の主観的判断なのでしょうか？　もちろんそうではありません。総合的な失語症検査をした結果に基づいた判断です。すでに、知的機能の検査法であるレーヴン色彩マトリックス検査やWAIS-Rなどを説明しましたが、このほかにも実にたくさんの検査があるのです。脳損傷によって、言語をはじめ認知、動作、記憶など多くの側面における精神活動が困難になります。それらを的確にとらえるためには、各症状に応じた検査が必要だからです。このうち総合的な検査は、大規模なデータ収集を行い、「標準化」という作業を経て作られますので、検査したい機能の全体像を把握することができます。

失語症に関していえば、日本で用いられている総合的検査は三種類あり、このほかに言語の特定の側面についてくわしく検討するための検査が数多くそろっています。どのような領域でもそうでしょうが、リハビリテーションを進めるにあたっても、検査は非常に大きな意味を持ちます。失語症の場合には、検査をすることによって、患者さんの言語障害が失語症であるのか、あるいはそれ以外の原因で起こった症状であるのかを見きわめることから始まります。これを〈鑑別診断〉といいます。表面上は失語症と同じように見えても、実は別の障害が原因となって類似の症状が見られる場合がありますので、この鑑別という作業は大変重要です。もし失語症と診断した場合は、タイプや重症度を知る必要があります。また、CTやMRIなどの画像情報から得られる脳損傷の部位や大きさ、視野や運動・感覚などに関する神経症状、そして検査によって確認した失語症状などを総合的に検討することによって、症状を発現させた機序が推測できます。つまり、脳のどの部分がどのような機能を担っており、脳の中での情報処理がどの過程でどのように障害されたためにこの症状が出現したのかを推測することができます。さらに、言語のどの側面においてどのような機能が保たれているのか、また障害されている機能に対してどのような手がかりが有効かなどを知ることもできます。検査をとおして現時点での症状が正確に把握でき、障害の機序が推測できれば、今後どの側面に対しどのような方法を用いてアプローチしたらよいかという、リハビリテーションの方向性がみえてくるはずです。

私はＷＡＢ失語症検査という総合的な失語症検査を作ることにかかわりましたので、これを例に少しくわしく説明しましょう。六四ページの表５を見てください。言葉には話す、聞く、書く、読むの四つの側面があります。ＷＡＢ失語症検査はこれらの側面にくわえて、復唱と呼称を検査します。このような言語の諸問題とともに、非言語的な項目も検査に追加して、多面的観点から検討することができるように作られています。次の項ではＷＡＢ失語症検査の項目のなかからいくつか取りあげて説明したいと思います。

話し言葉のチェックポイント

まず、「話す」側面として自発話と呼称を取りあげましょう。私たちが話をするときに重要

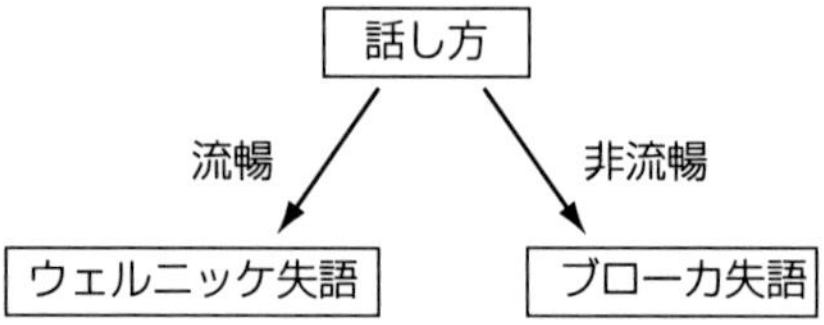

図22　ブローカ失語とウェルニッケ失語の鑑別

な観点は、話し方と伝える内容でしょう。WAB失語症検査では話し方のことを「流暢《りゅうちょう》性」と表現しています。流暢性のなかで重要なポイントは、発語失行があるか、話す長さは長いか（単語程度か完結した文か）、一定時間内に話せる分量は多いか、などです。一方、伝える内容とは、話すことによって伝えられる情報の質を意味します。話し方が言葉の形式面をみているのに対して、伝える内容は言葉の機能面をみていることになります。第2章の中村さんと第3章の田中さんを思い出してください。ウェルニッケ失語の中村さんは発語失行がなく、文章を大量に話しましたが、伝えるべき内容はほとんどありませんでした。一方、ブローカ失語の田中さんは単語程度の短い言葉を苦労しながらトットッと話し、発語失行のためにリズム感に欠ける平板な話し方になっていましたが、情報はきちんと伝わっていました。WAB失語症検査では、話す側面についてこの二つの観点から総合的な評価をしますので、二つの代表的失語タイプの鑑別が可能です（図22）。

　呼称については第5章の高橋さんのところでくわしく述べました。ここで注意したいのは、高橋さんは物の名前を思い出すことはむずかしか

表9　失語と視覚失認の比較

	失語	視覚失認
呼称障害	ある	ある
物品のジェスチャー	可能である	困難である
他の感覚による呼称	促進されにくい	促進されやすい

ったのですが、それがどんな物であるのかはよくわかっていたという点です。このために、多くの失語症の患者さんは、品物を見て名前が言えないときに、ジェスチャーによって自分がその品物が何であるかは知っている、ということを伝えようとするのです。たとえば、ボールを見て「ぼーる」と言葉では言えなくても、ボールを投げる動作をすることによってその使い方を示すことはできるのです。ところが、同じように物の名前を言えないという症状がみられても、〈失認〉という認知の障害を持っている患者さんは、呈示された品物についてジェスチャーで示すこともむずかしいのです。なぜなら、それが何であるかがわからないからです。視覚的に呈示された対象の認知障害は〈視覚失認〉といいます。視覚失認の患者さんは他の感覚を用いれば対象認知が可能ですから、たとえ見てわからなくても、触れたりその音を聞いたりすれば、それが何なのかわかります。そしてそれが何かわかりさえすれば、ただちに呼称できるのです。たとえば、ボールを見ても「ぼーる」と言えず、ジェスチャーも困難ですが、さわったとたんにそれとわかるという具合です。

一方、失語症の患者さんの呼称は、触覚や聴覚など他の感覚を用いても視覚失認のように劇的に改善しないことが多いのです（表9）。WAB失語症検査の呼称検査では、見て呼称できない場合に、触覚のヒントを出し、それでもできない場合には語頭音のヒントを出すことになっていますので、視覚失認との鑑別手段としても有効です。

「聞く」側面においてまずは「はい」と「いいえ」の反応が重要であることを第4章の鈴木さんのところで述べました。全失語の人は「はい」と言いやすいので、患者さんの意図と答えが必ずしも同じではないことも説明したとおりです。期待する答えが「はい」と「いいえ」半数ずつの場合、すべての質問に対して「はい」と答えると、正答率は五割にものぼってしまい、患者さんの理解力の状態が正確に反映されません。このため、WAB失語症検査では同じ内容に対して複数の質問をする工夫をしています。たとえば「あなたは坂井さんですか？」「あなたは中川さんですか？」「あなたは〇〇（患者さんの名前）さんですか？」などと聞くのです。こうすれば、患者さんの理解力が悪い場合には正答率は低下し、質問を理解しているかどうかがはっきりわかります。

最後に「復唱」を取りあげましょう。復唱とは聞いたことをそのまま繰り返して言うことです。したがって、音韻の認知が可能で、それを聞いたとおりに表出できれば、たとえ理解できなくても復唱できるわけです。ブローカ失語やウェルニッケ失語では、聞いたり話したりすることのいずれかに問題がありますので、復唱が困難となります。ところが、聞くことも話すこともかなりよくできるのに、復唱だけが非常に悪いタイプの失語症が存在します。これを〈伝導失語〉といいます。理解や表出はほぼ良好なのですから、ブローカ言語野とウェルニッケ言語野はほぼ正常に機能しているはずです。それなのになぜ伝導失語で復唱障害がみられるのでしょうか。その説明として、両者の連絡経路に着目した説があります。実際に、弓状束という二つの言語野を結ぶ線維の損傷で伝導失語がみられますので、この説明は理解しやすいでしょう。このタイプの患者さんは、目標の音を正しく聞き取っており、また自分が言った音が目標の音とはちがうこともよくわかっていますので、何度も訂正しながら目標の音に近づこうとする独特の復唱がみられます。たとえば「ゆきだるま」に対して「すきがるま、じゃない、うきがるま、うしだるま、へんだな、ゆきだるば、えーとちがう、ゆき、ゆきだるま」という具合です。

一方、復唱だけが良好という失語症群があり、このタイプをまとめて〈超皮質性失語〉といいます。超皮質性失語では、質問をオウム返しに繰り返す〈反響言語〉と呼ばれる現象がみられることがあります。まるで山彦がこだまするような感じなので〈エコラリア〉とも言います。また、「あなたの趣味は何ですか?」という質問に、「私の趣味は何ですか?」と見事なまでに適切に表現を変えて切り返すこともあります。さらに、「ちりもつもれば……」とことわざを言いかけると「やまとなる」とその後を引き継いで言う〈補完現象〉という症状が出現するこ

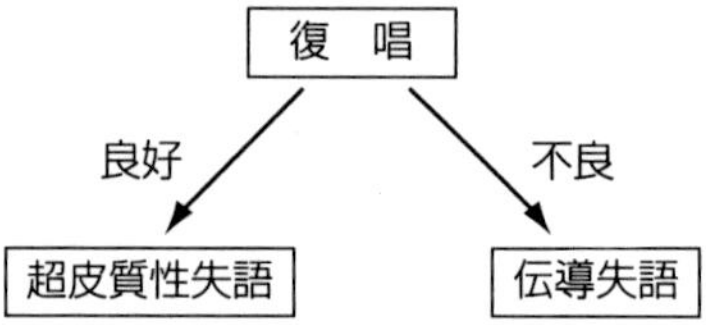

図 23　伝導失語と超皮質性失語の鑑別

ともあります。復唱が大変よいこととあわせて強く印象に残る症状です。このように、伝導失語と超皮質性失語は復唱の反応が明らかに異なっていますので、検査によって鑑別できるのです（図23）。

読み書きそろばん

かつて日本の寺子屋では「読み・書き・そろばん」を中心とした教育がなされたそうです。このことは、自然に身につきやすい音声言語とはちがって、文字言語は教育によってあとから獲得する要素が強いことを示しているともいえるでしょう。日本は今でこそ就学率も高く、世界でもトップレベルの識字率を誇っていますが、六年間の義務教育制度が整ってからまだ百年に満たないそうです。戦争や恐慌など社会情勢が不安定な時代には、教育を受けられない人や、学校に行けたとしても、不十分な教育しか受けられなかった人が多かったことが推測されます。事実、私がこれまで出会った失語症の患者さんには、読み書きができない、あるいは苦手な人が少なくありませんでした。このため、文字言語の検査には、その人の教育歴だけでなく発症前の読み書き習慣なども結果に影響します。

ところで、読みの能力と書く能力が平行しないことは、純粋失読の小林さんの例で明らかです。つまり、読み≠書きというわけですが、このような関係はほかにもあります。たとえば音読≠読解です。音読とは声に出して読むことであり、読解は読んだ内容を理解することです。健常者の場合には、音読能力と読解能力にそれほど大きな差はないと考えてよいでしょう。一方、失語症の場合には、読もうとする対象（単語か文か、漢字か仮名か、実在の単語か、熟知しているか、よく使うかなど）によってちがいますが、音読や読解にさまざまな障害がみられます。極端な場合には、音読は可能であるのに読解はほとんどできないという乖離《かいり》も起こりえます。図24を見てください。これは音読と読解の二つに最も必要な過程を示したものです。音読では文字あるいは単語全体を音韻と結びつける過程が、また読解では単語を意味と結びつける過程が必須であることがわかるでしょう。

健常者では文字や単語を見て音韻変換する過程と意味理解する過程は、ほぼ同時並行的に処理されると考えられます。ところが健常者であっても、この二つが自動的に処理できない状況では、二つの過程の同時処理がうまくいかない状態になってしまいます。たとえば、授業参観の日に大勢の父兄が見ているなかで国語の教科書を読みあげるような場合です。上手に音読しようとして音韻の方に注意を向けるあまり、読んだ内容がほとんど理解できないという状態に

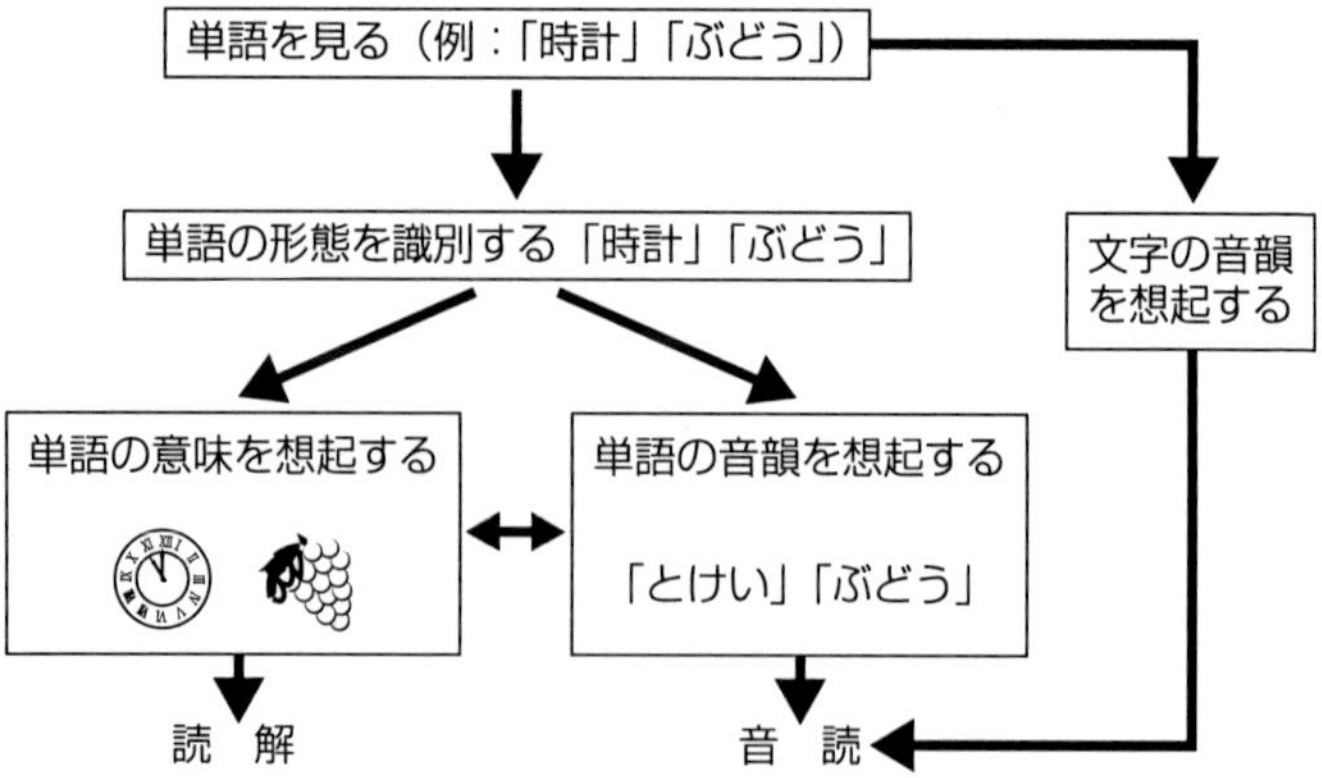

単語を見る（例：「時計」「ぶどう」）
単語の形態を識別する「時計」「ぶどう」
文字の音韻を想起する
単語の意味を想起する
単語の音韻を想起する
「とけい」「ぶどう」
読　解
音　読

図24　単語の読みに最も必要な過程

陥るのです。一方、失語症の患者さんの場合は、この過程が脳損傷によって障害されるため、読みの障害がさまざまなかたちで出現するのです。このようなわけで、WAB失語症検査でも音読と読解、漢字と仮名、文章と単語などさまざまな観点から検査項目が設定されています。

最後に書くことについて簡単に説明しましょう。一口に書くと言っても、手がかりなしに自力で文字を書く〈自発書字〉、誰かが言ったことを聞き取って書く〈書き取り〉、単に手本を模写する〈写字〉などがあります。

鉛筆の絵を見て「えんぴつ」と仮名で書けない、つまり仮名の自発書字ができない場合を考えてみましょう。何が問題なのでしょう。音韻と仮名文字を結びつけられるかどうかが大きな問題であることは第4章で述べました。しかし、その前にまず、鉛筆の絵を見て単語を思い出す、あるいは呼称することが必要です。したがって、自発書字には喚語（語想起）や呼称と共通する部分があることがわかります。このため、絵を見てそれが表す単語を書くことを、呼称にならって〈書称〉と表現することがあります。

同じ書字の課題でも、書き取りは単語の聞き取りが新たに必要となりますが、単語自体を思い出す必要はありません。その意味では、自発書字とまったく同じ過程を踏んでいるのではありません。つまり自発書字≠書き取りというわけです。しかし、両者に共通する部分があり、それはそれぞれの音韻を文字に変換する過程、つまり音韻に対応した仮名文字を想起する過程です。なお、漢字の場合は音韻と文字が仮名のように一つずつ対応しておらず、また両者の対応関係も仮名ほどに強くありません。ですから、この過程は文字形態の想起とまとめて表現したほうがよいかもしれません。

ところが、文字の形が想起できても書けないことがあります。どのような運筆で書くのかという書字運動パターンが思い出せないために文字が書けない場合です。この場合には書くべき文字が呈示されている写字課題でも、うまく文字を書けません。この意味で、写字は復唱と共通点があります。どちらも目標となる言葉が文字あるいは音声によって呈示されるので、単に手本を模倣するだけでよいのです。写字の検査をすることによって、書字の障害が文字形態の想起障害によるものか、書字運動の障害によるものかがはっきりします。

表10　仮名書字に必要な過程

課　　題	単語想起（書称）	文字形態想起（音－文字変換）	書字運動想起
自発書字（絵を見て書く）	＋	＋	＋
書き取り（聞いて書く）		＋	＋
写　字（手本を見て書く）			＋
文字チップ構成*（文字チップを選択・配列する）			
絵を見て構成	＋	＋	
単語を聞いて構成		＋	

＋は各課題においてその過程が必要であることを示す
＊文字チップ構成の場合は選択肢があるため難易度は低い

さらに、WAB失語症検査では仮名文字を印刷した小さな札（文字チップ）を使うこともあります。目標の単語を構成する仮名文字チップ（「え」、「ん」、「ぴ」、「つ」）のほかに余分な文字チップ（たとえば「き」、「て」）を一緒に見せ、必要な文字チップだけを選び出し、それらを正しく並べて単語を作ることができるかどうかをみる課題です。この場合は書字運動の必要がありません。しかし、正しい文字チップを選ぶためには、自発書字や書き取りよりは選択肢がある分簡単ですが、同様の過程が必要です。

このように、同じように字が書けないという症状であっても、それは異なる過程の障害で生じているのかもしれませんし、いくつかの過程の複合的な障害であるのかもしれません。それを知るためには、さまざまな方法による書字検査が必要なのです。以上の概略を表10にまとめました。

忘れられないできごと

その後、山下さんはめざましい改善をみせました。当初はほとんど声を出すこともなく、コミュニケーションのほとんどは指さし、ジェスチャー、そして表情だったのですが、三ヵ月後には言いたい内容を言葉で伝えることができるまでになりました。たいていの場合は単語が中心でしたが、決まった表現なら短い文章を使うこともできました。若かったこと、失語タイプが比較的改善しやすいブローカ失語であったこと、知的機能が保たれていたこと、意欲が高かったこと、発症後ほどなくして言語の集中的なリハビリテーションを受けたことなど、よい条件がそろっていたためでしょう。しかし、なんといっても、回復を支えた一番大きな原動力は、山下さんの治りたいという強い意志だったのではないかと思います。

山下さんの言葉が増えるにつれて、お姑さんの表情も次第にやわらかくなり、きつい言葉は次第に少なくなっていきました。お姑さんが新しい生活になじんできたこともその理由のひとつでしょうが、山下さんと会話ができるようになったことが大きく影響しているように思われました。最初に山下さんがお姑さんに言った言葉は、もちろん「ありがとう」でした。また、食器の所在について、食器棚はおろか天井裏にしまい込んだ正月用の漆器にいたるまで、二人のあいだでじゅうぶんな情報交換があったようです。言葉とジェスチャーと絵、そして笑顔が二人のコミュニケーション手段でした。中学三年生になるお子さんの受験のことは山下さんの大きな心配の種でしたが、ご主人が積極的に動いてくれるようになりました。それまで仕事ひとすじで、家庭のことは山下さんに任せきりだったご主人が、塾の面談にも行きました。面談が終わって病室に直行したご主人と話をしている山下さんは、ごく普通の幸せな母親のように見えました。そのころから、山下さんが泣いている姿を見かけることはなくなりました。

山下さんの重度ブローカ失語は改善したとはいえ、軽度というには重すぎました。理学療法士の先生と歩く練習を重ねた結果、杖を使って歩けるようにはなりましたが、右手の運動麻痺は依然として重度でした。しかし、主婦として家庭に戻るために、山下さんは作業療法士の先生と家事動作の練習に熱心に取り組みました。左手で野菜を切ったり料理をしたりすることもできるようになりました。こうして家事動作全般にも自信がつき、山下さんは明るさを取り戻したようにみえました。

そのころ、私は出産休暇にはいったのですが、ある日忘れられないできごとが起こりました。東京の実家に戻った私のもとへ、患者さんたちから、出産祝いのメッセージを吹き込んだカセットテープが届いたのです。もう二〇年近くも前のことですが、私は今でもこのテープを宝物として大事にしています。これは、たとえ失語症があったとしても、人はその気持ちを伝えることができるということを示す貴重な証拠です。長い話ができる患者さんも、単語しか言えない患者さんも、それぞれが精一杯の言葉で祝ってくれました。また、言葉で表現できない人は歌や楽器を使って気持ちを伝えてくれました。表現方法は異なっても、テープには出産を祝う気持ちがあふれ、私の心を揺り動かしました。もちろん、山下さんからのメッセージもありました。先輩母親として私の出産を心から喜んで、録音する前にまず原稿を書き、それを何度も読む練習を繰り返したそうです。メッセージ自体は「先生、おめでとう。お大事に」という簡単なものでした。しかし、それは山下さんにとって、大変な時間と労力が必要な作業だったはずです。

思いがけないプレゼントを受け取ったあの日の感動を、私は今もはっきり覚えています。私は患者さんの役に立ちたいと思って言語聴覚士になったのですが、実は逆に、患者さんから励まされたのです。おかげで、夜の授乳に疲れてはてていた私はすっかり元気をとり戻し、早く病院に戻ってみなさんに会いたい思いでいっぱいになりました。その後も、私は患者さんやご家族との交流を通じて多くの励ましを受け、人生について教えられました。私は言語聴覚士という仕事に誇りを思い、またこの仕事につけたことを心から感謝しています。

第9章　一度あることは二度ある

弁論部キャプテン

小川さんは七二歳の、年齢より少し年上に見える男性でした。顔の表情が乏しいうえに、ときどき口の端からよだれが垂れるため、そんな印象を与えるのでしょう。大学時代には弁論部で活躍し、キャプテンとなった年には全国大会で優勝したことがあるのが自慢でした。

実は小川さんにとって、入院ははじめてではありませんでした。数年前に一度脳梗塞《こうそく》を経験し、今回の脳梗塞は二回目だったのです。もともと糖尿病があるうえに、しばらく前から高血圧と高脂血症も指摘されていたようです。そのうえ、タバコとお酒が好きという小川さんは、脳卒中になりやすい条件がそろっていたのです。一度目の退院のとき、主治医は小川さんに再

表11　失語症と構音障害の比較

	失語症	構音障害*
大脳損傷側	多くは左半球一側	左右両半球
構音器官の麻痺	あっても軽度	ある
声の異常	ない	ある
内言語障害	ある	ない
発話の障害	ある	ある
音韻の誤り	配列と選択	歪みが中心
音韻性錯語	よくみられる	ない
語性錯語	よくみられる	ない
喚語困難	よくみられる	ない
書字の障害	よくみられる	ない

＊小川さんにみられた構音障害の場合

梗塞の可能性が高いことを指摘し、日常生活の注意点を細かくアドバイスしたそうです。ところが、相変わらずの生活を続けた小川さんは、とうとう二回目の脳梗塞を起こしてしまいました。そうなのです。一度あることは二度あるのです。そして二度あることは三度あるかもしれません。幸い、二回の脳梗塞とも命にかかわるほどの重大な症状はありませんでした。言葉についていえば、失語症は見あたりませんが、言葉がはっきりしない状態、つまり〈構音障害〉がみられました。

小川さんのような構音障害も失語症も、言語障害という意味では共通していますが、この二つはずいぶんちがいます。表11を見てください。失語症は、多くの場合、左半球の損傷によって生じます。話すために必要な舌、唇、下あご、頬《ほお》、軟口《なんこう》蓋《がい》などの、いわゆる構音器官の運動能力は左半球だけに損傷があるような場合には大きく低下することはなく、麻痺《まひ》があったとしても軽度です。また、鼻にぬけたような声やガラガラ声になったり、息が続かずとぎれがちになったりするような声の異常もみられません。しかし、言語の全側面にわたる障害、すなわち内言語障害があります。発話の障害としては、音韻の選択や配列の誤りがあり、音韻性錯語がしばしば出現します。また、語性錯語の頻度も高く、喚語困難は必ずといっていいほどよくみられます。また、発話だけでなく、書字も同様に困難です。

一方、小川さんの構音障害は左右両方の大脳半球が損傷されたために構音器官が麻痺し、話し方と声に異常がみられる状態です。内言語障害はなく、単に話すことが困難なだけです。このため、舌がうまくまわらなかったり、唇がうまく閉じられなかったりするために、音が歪んだり省略されたりはしますが、失語症でよく出現する音韻性錯語も語性錯語も喚語困難もみられません。また、書くことにも当然問題はありません。

なお、田中さんにみられた発語失行は構音障害と類似してみえますが、両者には大きなちがいがあります。発語失行では構音器官の麻痺はないか、あったとしても軽度で、それが構音に影響を与えるほどのものではないという点です。ですから、発語失行の場合は発音するための構音器官の能力自体はあるので、同じ音を正しく発音できることも誤ることもあって一定しません。ところが、構音器官に麻痺がある場合は、いつも同じ音で同じように誤ってしまいます。

さて、二回目の脳梗塞の後にみられた小川さんの構音障害は中等度で、話の内容がわかっていればある程度予想できました。たとえば、「カレー」と言うべきところを「アエー」に近い言い方になります。もし好きな食べ物について話している場合には、小川さんが何を言いたいのかはかなり理解できます。しかし、突然このように言われると、多くの人は意味が理解できずにとまどってしまうでしょう。

私たちは普段何気なく話をしています。話ができることが当たり前だと思っているのですから、舌や唇の動きを意識することなどないかもしれません。しかし、実は一つ一つの音をきちんと発音するのは大変なことなのです。それがよくわかるのが早口言葉です。たとえば、「新進シャンソン歌手総出演新春シャンソンショー」と早口で三回繰り返してみてください。驚くほど素早く正確に口の開け方を調節し、舌や唇を動かして発音していることがわかります。

小川さんの舌や唇は動かせる範囲も狭くなり、力も弱くなっているのですから、明瞭に話せなくなるのは当然です。さらに、小川さんの声が少し鼻にかかっているのも、わかりにくい原因でした。マ行やナ行はもともと鼻に抜ける音です。鼻がつまったときにこれらがバ行やダ行になってしまうことからもわかります。小川さんの場合は、それ以外の音も鼻に抜けてしまうので、フガフガした不明瞭な話し方に聞こえてしまいます。その原因は、軟口蓋と呼ばれる上あごの奥のほうにある柔らかい部分の動きが悪く、息が鼻のほうにもれてしまうからでした。

これは、鼻の下に鏡を置いて話してもらうと、鏡が曇ることからも確認できました。

さらに問題だったのは、話しにくいにもかかわらず、小川さんが話すスピードを変えようとしなかったことでした。ゆっくり話そうと気をつけるだけでも、構音器官の動きが確実になり、少しはわかりやすくなるものです。ところが、病前と同じ速度で話してしまうと、発音がいい加減になって明瞭度が落ちてしまうのです。そこで、これらの問題点を確認し、わかりやすく話すことを目的に、小川さんのリハビリテーションが始まりました。

小川さんは熱心に構音の練習を重ね、短期間で以前よりずっとはっきり話せるようになりました。他のスタッフからも、「何度も聞き返さなくてもよくなった」と言われましたし、検査上でも改善は明らかでした。たとえば、イソップの「北風と太陽」の音読にかかった時間は短くなり、誤りも激減しました。小川さんの話し方は、話のテーマを知らなくても内容を理解できるほど明瞭になっていました。ここまで改善すればリハビリテーションは卒業のはずでしたが、小川さんは浮かない顔でこう言いました。

「僕は弁論大会で優勝するほど雄弁だったのです。あのときの私のしゃべり方に比べたら、今の私なんて子どもみたいなものですよ。話すとき、何かがはさまったような感じがして、舌がうまくまわらないのです。私の話し方がこんな状態では、なんだか生きる元気がわきません」

私は構音障害が強かったときとこのころの検査結果を示して、改善を客観的に認めてもらおうとしましたが、小川さんは納得しませんでした。小川さんにとっては、弁論大会での優勝は人生最大のできごとでした。雄弁さについては誰にも負けないという自信が小川さんを支えてきたのです。ですから、たとえほとんど本人にしか感じられない程度の軽い話しにくさではあっても、それを感じながら話さなければならない状態は、小川さんにとっては許せないことだったのでしょう。このように、人から見た障害の印象は本人の感じ方とは必ずしも一致しないものなのかもしれません。

この逆の場合もあります。たとえば目が見えず、耳が聞こえず、話すこともできないという三重苦を克服したヘレン・ケラーさんは、「障害者は不自由であるが、不幸ではない。障害者を不幸にしているのは社会である」と述べています。もちろん、そこにいたるまでにはさまざまな葛藤があったことでしょうが、人から見たら不幸と思われる状態をも、彼女は決して不幸と考えていないことがわかります。同様に、先天性四肢切断症という障害を持つ乙武洋匡さんは、自分の障害を「身体的特長」と述べています。つまり、手足がないことは、単なるちがいではなく「優れた部分」だと表現しているのです（乙武洋匡『五体不満足』講談社、一九九八）。生まれてきた我が子の姿を見て「かわいい」と喜んだご両親をはじめ、学校の先生や級友たちの理解と応援を受けつつ、障害を持っていても毎日が楽しいと言いきる乙武さんの生き方は、大変前向きです。さらに、中学の体育模範演技中の事故で頸髄《けいずい》に損傷を受け、突然手足の自由を失った星野富弘さんや、先天的に両手がなく左足は右足の半分の長さしかないレーナ・マリアさんは、その詩画や歌をとおして多くの人に感動を与え続けています。表面的には不便がなさそうな障害を絶望的に感じる小川さんの態度は、重度の障害を持ちながら肯定的に生きる態度と対照的にみえます。そのちがいはどこからくるのでしょうか。おそらく、障害の重症度だけでなく、障害の種類や発症の時期、本人や周囲の障害に対する考え方、環境整備などさまざまな要因がかかわってくるのだと思います。それらの要因が複雑に絡みあうなかで、第7章で述べたようないくつかの段階を経て、障害観が形成されていきます。

言語聴覚障害は身体的な障害とはちがって障害が外見上はっきりととらえにくく、このため周囲から誤解されやすいものです。たとえば、失語症の山下さんは、お姑さんに痴呆とまちがえられました。小川さんの構音障害にも同じような状況がありました。本人の外観から受ける印象との相乗効果で、周囲が小川さんを誤解し、会話を敬遠する傾向があったように思われます。そのうえ、言語の問題を抱えている患者さんは、自分の問題を言葉で表現することがむずかしいわけですから、本人の側から誤解を解くことは容易ではありません。つまり、失語症や構音障害などのような言語障害に周囲がどのように反応するか、またそれに対して本人がどのように応じるかということが、全体として障害の深刻さにかかわってくるわけです。その一つの例に吃音《きつおん》があります。

吃音のメカニズムにはいくつかの説がありますが、以下は心理面に着目した一つの考え方です。緊張するとときどき出だしの音を引き伸ばしたり、繰り返したりして話す子どもがいたとします。本人はその状態を気にしていないのに、母親や周囲が過剰に驚いたりすると、本人も不安になり、うまく話そうとします。ところが、意識するとますます言葉に詰まったり、音を繰り返したり、さらには顔を紅潮させたりします。こうなると、周囲は話の内容ではなく、どもることに注意を向けるようになるため、その子は話すことを避け人間関係がうまくいかなくなってしまいます。

小川さんの場合も、聞き手が小川さんの容貌や話し方に注意を奪われ、自然な会話が成立しにくい状態に見えました。もし、聞き手が話し手や話の内容に関心を持って会話すれば、小川さんもちがった反応ができたのではないでしょうか。会話をすること自体が楽しくなり、話しにくさへのこだわりは少なくなるはずです。逆に、小川さん自身も自分にばかり目をむけるのではなく、周囲に対して興味を持って前向きな生き方をすれば、話したいという思いが増し、それに呼応して聞く側も変化するでしょう。このように、コミュニケーションを支えるものは、基本的には話し手と聞き手のあいだの気持ちだと思います。ですから、二人のあいだの「伝えたい」「理解したい」という気持ちが強ければ、話し方などのような言語の形式面の問題は二次的な問題になるのではないでしょうか。

楽しく食べたい

二回の脳梗塞は構音障害を引き起こしただけでなく、同時に若干の知的機能の低下と摂《せっ》食《しょく》・嚥《えん》下《げ》障害をもたらしました。摂食・嚥下障害とは口から取り込んだ食べ物を胃で消化するまでの一連の過程のどこかに問題があるために、うまく食べられない状態をいいます。小川さんは食べるときにむせたり、うまく飲み込めなかったりすることがありました。ひとたびむせてしまうと、しばらくは咳き込んで苦しい思いをするので、食べることに少し恐怖感を持ってしまったようです。会社を退職してからの小川さんの楽しみは、なんといっても食べることでした。年齢のせいか、最近少し食べにくい感じはあったものの、まさか食べることに不安や苦痛を感じようとは、今回入院するまで思ってもみなかったそうです。小川さんにとって、食べたいのに食べにくい、食べるのが怖いという状態はつらいことでした。それはまさしく、小川さんの生活の質（Quality of Life, QOL）にかかわる重要な問題でした。

摂食・嚥下障害は食べる楽しみを奪うという意味でもつらい障害ですが、実はもっと深刻な問題をはらんでいます。もし食べ物が食道ではなく気道の側に入ったり、途中でつまったりしてしまうと、肺炎や窒息をおこす可能性があり、それは生命の危険と直結するからです。食べ物が気道にはいってしまうことを〈誤嚥《ごえん》〉といいます。むせるのは誤嚥防止の機構ともいえます。しかし、むせないからといって誤嚥していないとはかぎりません。知らないうちに誤嚥していて肺炎を起こすこともありますので、注意深く食事の状態を観察しなければなりません。また、摂食・嚥下障害が長期間続くと、栄養不良の状態になったり、脱水症状がみられたりしますので、適切な対応が必要です。

摂食・嚥下障害は構音障害と高率に合併します。なぜなら、食べるときにも言葉を発するときにも同じ器官（構音器官）を使っているため、これらの器官に何らかの問題がある場合は、両方の障害をひき起こす可能性があるからです。小川さんが飲み込みにくかったのは、舌の動きが悪いために食べ物をうまくまとめられず、口の奥のほうに送り込むことがむずかしかったことが大きな原因でしょう。また、むせが多かったのは、飲み込むときに起こるはずの諸器官の微妙な協調動作がうまくいかなかったためと考えられます。

構音動作に必要な諸器官が摂食・嚥下動作にも動員されるのであれば、構音器官に対するリハビリテーションが摂食・嚥下障害の改善にも有効と考えられます。たしかにそのとおりでした。もちろん、食事に対する働きかけもしましたが、構音明瞭度の改善とほぼ平行して、むせや飲み込みにくさも次第に改善していったのです。こうして、小川さんは肺炎になることもなく、再び食事を楽しむことができるようになりました。

コミュニケーションとは

小川さんの、話しにくさへのこだわりは、コミュニケーションとは何かについて考えさせられます。一般的に、コミュニケーションとは相手に自分の要求や気持ち、情報などを伝えることといえるでしょう。つまり、コミュニケーションにおいては、話者が何らかの意図を持っているといえます。コミュニケーション手段としては、言語を用いる方法と言語以外のものを用いる方法に大きく分けられ、それぞれ言語的コミュニケーション手段、非言語的コミュニケーション手段といいます。

非言語的コミュニケーション手段は、ミツバチのダンスや鳴き声などのように、動物にもみられます。これによって、えさの場所や危険などの重要な情報を伝えることができます。人間が使う非言語的コミュニケーション手段としては、表情、身体的接触、ジェスチャー、サイン、シンボル、指さし、発声などさまざまなものがあります。人間は言語障害があってもなくても、この手段を日常的に使っています。「目は口ほどにものを言い」という表現があるほど、表情は豊かに人の気持ちを伝えますし、抱きしめるだけで言葉に言い尽くせないほどの愛情や共感を伝えることもできます。ジェスチャーやサインは、言葉が届かない距離にいる相手にも意図を伝えます。遠く小さくなった相手に手を振って別れの気持ちを表し、スポーツの試合では監督がサインを使って細かい指示を与えることができます。また、公共の建物には出入口やトイレなどがシンボルで表示されているので、言葉が通じない外国人などにも安心です。

言語を獲得する以前の乳幼児も、非言語的コミュニケーションを使っています。もちろん、はじめからコミュニケーションをしようという意図で使われるわけではありません。たとえば、赤ちゃんが泣くと、親は「おむつがぬれたのかな」とか「お腹がすいたのかな」などと赤ちゃんの状態を推測します。そして、おむつを見たり、ミルクをあげたりといった何らかの行動を起こします。このようなやりとりが何度も繰り返された結果、赤ちゃんは、泣いたり笑ったり体を動かしたりすると周囲が反応することを学びます。このようにして非言語的コミュニケーションが形成され、それが将来の言語的コミュニケーションの基盤となるといわれています。

このように、非言語的コミュニケーション手段は誰にとっても重要なものですが、失語症者のようにコミュニケーションに制約がある人にとって、その重要性はさらに大きいといえます。たとえば、重度の失語症患者さんに対して、サインやシンボルを言葉の代役として使う試みがあります。簡単なサインやシンボルに、「はい」「いいえ」をはじめ、身近な人の名前、日常生活上重要な事柄などの意味を持たせるのです。そうすれば、これらを単語として使ったり、いくつか並べて簡単な文章にしたりすることさえできる場合があります。このような代替コミュニケーション手段は、工夫次第でコミュニケーションの内容を深める可能性を持っており、今後の展開が期待されます。重度失語があるのに言葉を発することだけにこだわっていては、満足できるコミュニケーションはなかなか期待できないでしょう。「私は元気にしています」と電話や手紙で伝えられなくても、同じ内容を別の方法で伝えることは可能です。たとえば、カメラつき携帯電話で自分の写真を撮って相手の電話に送ったり、元気な自分を絵で表現したりすればよいのです。このように、非言語的コミュニケーションは言語的コミュニケーションに劣らず豊かな内容を伝えます。しかし、正確な情報や長く複雑な情報を伝えたい場合は、やはり言葉に頼ることが多いものです。なぜなら、言語はいくつか重要な機能を担っているからです。

言語の機能

表12に示したように、言語はコミュニケーションの手段、思考の手段、行動の制御、発話行為などの機能を持つといわれます。前項で述べたコミュニケーションの手段は誰もがすぐ思いつく言語の機能でしょう。また、思考の手段については第7章の山下さんのところでふれまし

表12　言語の機能

1.	コミュニケーションの手段
2.	思考の手段
3.	行動の制御
4.	発話行為

た。山下さんの例は言語と思考が必ずしも一致していませんでした。しかし、抽象的なことを考えるにあたって言語が非常に役に立つことを、私たちは経験的に知っています。それは言語が一種の記号操作であることに関係すると思われます。そもそも「赤くて、甘くてさわやかな酸味がある球形の果物」のことを「りんご」と名づける必然性はなく、「いちご」でも「本」でも「ごんり」でもよかったはずです。ところが、人間はこの果物に恣意的な名前（「りんご」）をつけ、単語という記号として操作するようになりました。これによって、複雑で抽象的な概念の操作が可能になったと考えられています。言語獲得後の子どもの思考が飛躍的な発達を遂げるのは、それを裏づける証拠です。

三つ目の言語の機能は行動の制御です。これについては、ルリヤという人が子どもを対象に行った実験が有名です。それによると、三歳前の子どもに、押した圧力がわかるゴム球をにぎらせて「押しなさい」とか「もう押すな」とか指示すると、押すことはできても離すことはできなかったそうです。また、同じ子どもたちに「ランプがついたら押しなさい」と指示すると、ランプを見ただけで押してしまい、ランプが光ると離すという、指示とは逆の反応をしてしまったそうです。ところが、四歳をすぎた子どもは、このような指示に対しても正しい反応ができたそうです。このことから、人間は他者からの言語指示に従って運動を起こす段階を経てから、自分で自分の行動を制御する段階へと発達することがわかります。

たしかに、私たちはかけ声をかけることによって重い物が楽に持ち上げられたり、号令をかけながら運動すると効率があがったりすることを日常的に経験しています。これは言語による行動制御の例と考えられます。リハビリテーションの場面でもかけ声や号令がよく使われるのですが、行動制御にはいたっていない例をよく見かけます。たとえば患者さんが歩く練習をする場面で、こんなことがあります。理学療法士の先生が「いち、に」とか「右、左」とかけ声をかけているのに、患者さん自身はそれに合わせて動いていないのです。極端な場合には、本人がかけ声をかけているにもかかわらず、動作が逆になったり、タイミングがずれたりすることもあります。つまり、自分あるいは他者からのかけ声が行動を制御するにいたっていない状態と考えられます。逆にいえば、行動制御の手段として言語をうまく使うことによって、リハビリテーションの効果を高めることが期待されるわけです。

四つ目の言語の機能として発話行為があります。たとえば、母親が娘に「午後から雨になるそうよ」と言ったとします。その言葉は天気予報を伝えるだけでなく、暗に娘に対して「午後出かけるときに傘を持って行ったほうがいいわよ」という意味を示すこともあるのです。母の言葉を聞いて、娘は傘を持って出かけたとします。このとき、母親の発話が傘を持参するという娘の行為をひき起こしたといえます。同時に、母親の発話は娘に対する愛情や思いやりをも伝達したことになったわけです。

私はこの言語機能に関連する問題を抱えた患者さんのことを思い出します。海で溺れて低酸素脳症になった四六歳の男性でした。若干の記憶と集中力の低下があるものの、言語面に目立った障害はなく、退院後しばらくして職場に復帰しました。ところが、以前は陽気で人ともよく話をしていたのに、今では必要なことだけを話すだけになってしまったのです。家族との会話は極端に少なくなり、寝る前に「おやすみ」と言えればまだまし、という状態でした。子どもの受験や転居など、家庭内で大きな出来事があっても、自分から発言することはほとんどありませんでした。会社の上司からも同じような問題が指摘されました。同僚との会話もなく、仕事の指示をしても、返事や報告というような反応は何も返ってこなかったそうです。つまり、この方にとっては、「午後から雨になりそうだ」に類する会話は不必要だったのでしょう。しかし、必要なことだけを話しているのでは、人間関係は深まりません。何でもない会話からも、家族は愛情を感じとっています。また、仕事を始めて一定期間が経過したときに中間報告をすれば、仕事の進行状態だけでなく自分の意欲も伝えることができます。上司はどうしたのかと気をもまずにすみますし、その時々で必要な援助を与えることもできます。このような言語の側面は言語運用という観点でとらえることができます。

言語運用

言語運用という観点は、言語の実際的な使用に焦点をあてています。これにより、言語を形式（どのように表現するか）、内容（どのような意味を伝えるか）、そして言語運用という三つの観点からとらえるわけです。形式と内容という側面から考えれば、ブローカ失語症者は、言いたい内容はかなりはっきりしていますが、それを正しい発音や文法形式で表現するのがむずかしい状態です。逆に、ウェルニッケ失語症者は、言葉の形式面はかなり良好ですが、内容は空虚で情報は伝わりません。全失語の場合は、形式も内容も不十分と考えられます。しかし、言語運用という観点から言えば、全失語の鈴木さんはたったひとことしか言えないにもかかわらず、実際にはその言葉を上手に使って多くの意味を伝えたわけですから、失語症のタイプや重症度だけが言語行動を規定しているとはかぎりません。

少し話は飛びますが、私には子どものころ、家族旅行でこんな思い出があります。観光バスのガイドさんが「鯉を甘いタレにつけ、笹の葉で巻いて焼く」という名物料理の説明を始めたのです。私はこのおいしそうな料理の味を想像しながら説明を聞いていました。ところが、ガイドさんの名物料理の説明は、最後に「これを『甘い甘い鯉の笹焼き』と申します」というオチで終わり、一同は大爆笑したのです。もちろん、これは「甘い甘い恋の囁《ささや》き」という意味で、名物料理とは真っ赤な嘘だったのです。みんなが大笑いしているのに、私にはすぐに理解できず、父に解説してもらってから一人遅れて笑いだして少し恥ずかしかったことを、今でも覚えています。「甘い甘い鯉の笹焼き」に文字どおりこだわっていては、このオチの面白さは理解できません。このようなユーモア、隠喩《いんゆ》、比喩《ひゆ》、推論などは言語の運用にかかわる側面です。

言語運用に関しては右半球機能が関係しているといわれています。私は左半球損傷の患者さんだけでなく、右半球損傷の患者さんにもたくさんお会いしてきました。そして、むしろ右半球損傷の患者さんにこの言語運用の問題をときどき感じます。ほとんどの人が右手利きで失語症はなく、その意味でのコミュニケーション障害はないはずです。ところが、冗談が通じない、言葉を表面的にしか受け取れない、相手の話をよく聞かず好き勝手な話をする、話題と無関係なことを言う、などの問題が表面化することがありました。そのため、奇妙な人だと思われたり、会話がうまく成り立たなかったり、人の冗談を本気にしてけんかを始めたりすることがあるのです。

日常的な会話は直球ばかりとはかぎりません。さまざまなかたちで投げ込まれるボールを適切に解釈して投げ返すことが必要です。もし、このような言葉のキャッチボールがうまくいかないと、会話は成立しません。失語症者にはこのような言語の使用にかかわる問題はあまりみられないように思います。一つは内言語障害が強くてこの問題が目立たないのかもしれません。しかし、このようなコミュニケーション障害は右半球損傷に伴って報告されることがほとんどであることから、右半球機能の関与を考えるほうが妥当でしょう。右半球損傷の患者さんは、失語症のようなコミュニケーション障害がないにもかかわらず、皮肉にもほかの人とのコミュニケーションが円滑にいかず、その結果、人間関係が破綻《はたん》するようなことすらあるのです。

第10章　失語症とともに生きる

ムカデのダンス

ほとんどの失語症の患者さんは、失語症だけなく、それ以外の症状をあわせ持っています。みられる症状は脳損傷の場所や大きさによってちがいます。たとえば、中村さんや小林さんには〈右同名半盲〉という、両目とも視野の右半分が見えなくなる症状がみられました。また、田中さんや鈴木さんは右の手足に運動麻痺《まひ》を合併していました。これらは脳損傷に伴って起こる神経症状で、このほか右手足の感覚が鈍る感覚障害も、失語症に合併しやすいといわれます。失語タイプとの関連でいえば、運動麻痺はブローカ失語に多く、半盲や感覚障害はウェルニッケ失語に多いとされています。全失語の場合はどの神経症状も出現する可能性が高くなります。

失語症は脳損傷の結果生じた言語の障害ですが、脳機能の低下は言語だけでなく記憶や思考などのような他の高度な精神活動の障害、すなわち高次脳機能障害を招くことがあります。すでに述べた視覚失認や痴呆は高次脳機能障害の例です。失語症に合併しやすい代表的な高次脳機能障害として〈失行〉と〈右半側空間無視〉があります。

『ソフィーの世界』(ヨースタイン・ゴルデル『ソフィーの世界──哲学者からの不思議な手紙』須田朗監修、池田香代子訳、NHK出版、一九九七)という本のなかに「ムカデのダンス」という話があります。昔、一匹のムカデがいて、たくさんの足を上手に操って見事なダンスを踊りました。森の生きものたちはムカデのダンスを感心して見ていましたが、それが気にくわないカエルはムカデに教えを乞いました。どちら側の何番目の足を上げて、次は反対側の何番目の足を上げるのか、とステップの順番を具体的に質問されたムカデは、生まれてはじめて「自分はいったいどうやって踊るんだろう」と考え込んでしまいました。その結果、ムカデは二度と踊ることができなくなってしまったという話です。

この話は失行の状態をうまく表現していると思います。失行とは運動・感覚障害、知能障害、理解障害などがないにもかかわらず、習熟した動作ができなくなる症状です。ムカデは百本の足に麻痺などはなく、ダンスに熟練していたのに、ステップの順番を意識的に考えて踊ろうとしたために、うまくできなくなってしまったのです。私たちも普段何気なく行っている動作を意識してやろうとするときに、動作がぎこちなくなることがあります。子どもは緊張すると、たとえば歩こうとして右手と右足を同時に出してしまうということがありますが、これもその例といえるでしょう。ムカデも子どもも脳損傷はないので、定義的には失行というわけではありませんが、左半球損傷後には本物の失行がしばしば出現します。

左半球は学習された運動をコントロールする機能を担っているため、左半球損傷で失行がみられることが多いのです。失語症も左半球の損傷によって生じますから、失語症の患者さんはしばしば失行を合併します。たとえば、「頭をかいてください」と言われて、どうしてよいのかわからないのです。あるいは別の動作をしてしまうこともあります。動作を真似することにも成功しない場合がしばしばあります。ところがその直後に頭にかゆみを感じたりすると、ごく自然に頭に手をやってかゆいところをポリポリとかいたりするのです。このように、意図的にある動作をしようとすると、これまで何度もやってきて熟練しているはずの動作がうまくできず、自然な状況ではうまくできるところが失行の特徴です。また、同じ動作でも、できるときもあれば、できないときもあるという点も特徴的です。

構音器官の運動についても同様の現象がみられることがあります。「口を開けてください」と言われて顔をしかめてしまったり、極端にぎこちなくなったりするのです。この場合も意図的な動作ではうまくいかず、自動的な動作は成功するという乖離《かいり》がしばしばみられます。たとえば、検査場面で「舌で唇をなめてください」と言われてできなかったのに、夕食時に口の端についたソースをいともたやすくペロリとなめるという現象がみられます。

失語症のために指示を理解できない場合には、以下の方法を用います。まず私がある動作、たとえば「おいでおいで」をします。それを見て付き添いの方も同じように真似してもらうのです。こうすれば、この様子を見ている失語症の人にも、模倣すればよいことが理解できます。それを確認してから、患者さんに対して検査を始めるのです。患者さんは単に動作を模倣すればよいだけですから、失語症による理解障害の影響はないはずです。もし、それでも動作模倣ができないとすれば、それは失行と考えられます。

失行はよほど重度でないかぎり、失語症ほど日常生活への影響は深刻ではありません。なぜなら、患者さんは検査場面である動作ができなくても、毎日の生活のなかで必要があればうまくできることが多いからです。とはいえ、失行のために動作ができず、大変困る場合も実際にありますから、そのときには適切なリハビリテーションが必要になります。敬礼などのような単純な動作よりは、道具を使う動作のほうが日常生活上むずかしいようです。

たとえばスプーンをうまく使えなくなったり、お茶をいれる動作をまちがったりします。お茶いれ動作にはやかん、茶筒、急須、湯呑みなどいくつもの物が必要ですから、誤り方も多様です。たとえば、急須の先が自分のほうを向いてしまったり、お茶の葉を急須に入れる前にお湯を注いでしまったりしてしまいます。スプーンもコップもうまく使えないというときに、ある動作を徹底的に練習すると別の動作も上手になるというような、いわゆる〈般化〉がみられることが望ましいのですが、残念ながら実際はそうはいきません。多くの場合、一つ一つの動作に対して個別的なアプローチが必要となります。スプーン動作を例にとると、一連の動作を細かい段階に分け、手の角度や指の握り方などをひとつひとつ覚え、段階的に動作を作っていくのです。

私がお会いした非常に重度の失行を持つ患者さんは、六〇代の家庭の主婦でした。その方は「さようなら」と手を振る真似もできず、ぞうきんを絞ることもできず、火をつけようとマッチを持っても、持ち方が逆になってしまいました。恐ろしくてこの方には包丁を握ってもらいませんでしたが、どんなことになるかはだいたい想像がつきます。こうなると家事動作はほとんど不可能となり、大変困った状況になります。結局、退院後主婦役は断念し、同居の息子夫婦に頼って過ごしたようです。それにしても、歯磨きやお化粧などの動作はうまくできるようになったのか気になります。

〈右半側空間無視〉は右側の刺激に気づかず、またそちらに反応しない症状です。発症からほどない時期には、右側に立っている見舞い客には気づかずに、左側に立っている人とばかり話すので、奇妙に思われたりします。また、食事のとき、左側にあるご飯とおかずは食べるのに、右側にあるみそ汁などは食べ残したり、ご飯茶碗の右側を食べ残したりすることがあります。向かいのベッドの患者さんに運ばれた食事を見て、自分にはないと騒いだりすることもあります。左側に見える向かいの患者さんのおかずは、自分のトレーでは右側に置かれているからです。そのような場合は、トレーを回転させて納得してもらえばすむのですが、行動範囲が広がるにつれてそう簡単には解決できない問題も多く出てきます。

たとえば、車いすを出入り口の右側にぶつけたり、右側のブレーキをかけ忘れて立とうとして転倒したり、歩行時に右側の障害物や人にぶつかったりします。これは右側が見えないためではないのです。見えてはいても、右側の空間に対して注意をバランスよく向けられないことが大きな原因だと考えられています。

左半球損傷による右半側空間無視は、右半球損傷による左半側空間無視のようには持続せず、また症状も軽度のことが多いといわれています。つまり、左半球損傷では失語症が出現することが多い一方で、重度の右半側空間無視を合併することはそれほど多くはないのです。逆に右半球損傷では失語症の出現はまれですが、左半側空間無視が持続することが多いというわけです。

このように、損傷側によって出現する障害が異なるのは、得意な機能が左半球と右半球で異なっているからといえます。このような脳の機能の左右差を〈ラテラリティ〉といいます。第

1章でラテラリティについて書きましたが、ここでもう少し考えてみましょう。

今から二〇年以上も前になりますが、アメリカのロジャー・スペリーという人がこの大脳半球機能の研究によってノーベル医学・生理学賞を受賞しました。その研究は、投薬ではコントロールできないほど重度の難治性てんかんを治療するために、左右の大脳半球を結ぶ脳梁《のうりょう》を切断した患者さんを対象に行われました。なんだかおそろしそうな手術のように思われますが、経験をつんだ脳外科医のもとで行われれば安全です。今でも、全般性てんかんのために社会生活を営めない多くの人たちが脳梁の一部を切断する手術を受けて発作から解放されています。

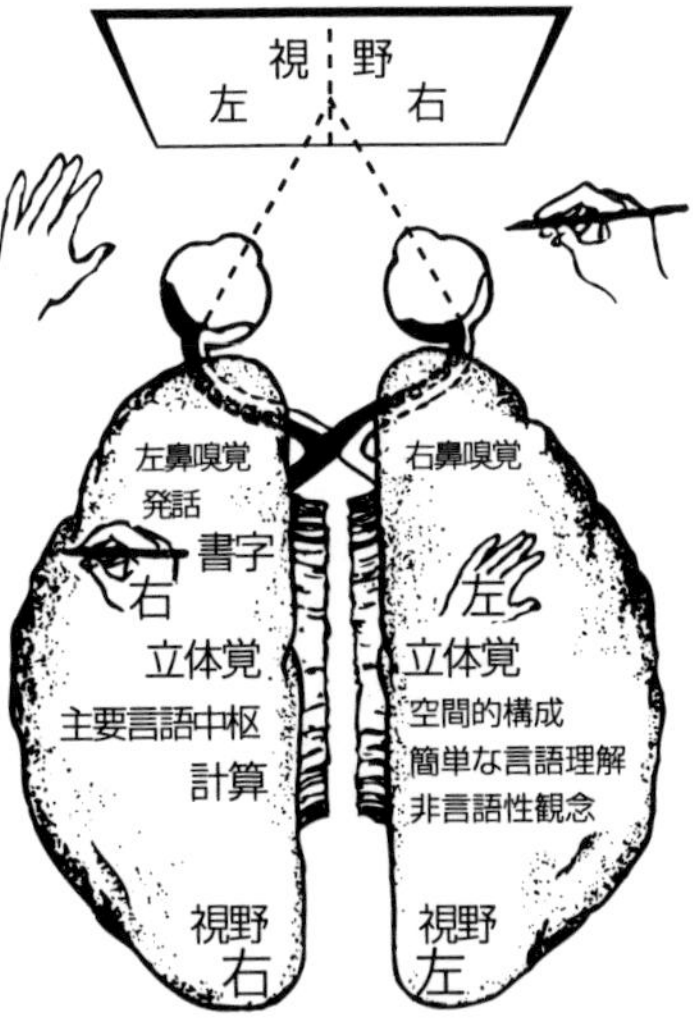

図25　スペリーらの研究による大脳各半球の機能（石合，1997より。一部改変）

健常者では左右の大脳半球は脳梁を介して常時情報交換をしています。一方、てんかん発作によるダメージが脳全体に及ぶのを防ぐために脳梁を切断した患者さんでは、左右の半球が独立した状態になります。このため、このような患者さんに協力してもらって巧みな方法を使って実験すれば、各半球の機能を個別に確認できるのです。こうして、左半球が得意とする機能は言語であり、右半球が得意とする機能は空間的構成であることが明らかになりました。図25はスペリーらの研究をまとめたものです。

左右半球が正常に情報をやりとりしている場合には、各半球がそれぞれの得意な機能を発揮しつつ全体としては統一性のある行動ができます。ところが、脳梁が切断された患者さんは、ときとしてひとりの人間の中にまるで二つの心があるかのような状態を示すことがあります。

たとえば、右手が服を着ようとすると左手が脱ごうとする現象がみられます。一方の手がやろうとしていることとは相反する動作を、他方の手がしてしまう症状は、まるで自分の意図を知らない他人が自分の中に住んでいるようにみえることから、〈他人の手徴候〉と呼ばれています。また、右手ではできることが左手ではできない症状、たとえば〈左手の失行〉や〈左手の失書〉も大変不思議です。もちろん、左手は非利き手ですからもともと右手ほどうまくできないわけですが、それを割り引いても完成度に左右差がはっきりあるのです。

スペリーの研究が行われたのは、ちょうど私が研究者として歩み始めたころのことでもあり、若い私に人間の脳の不思議さを強く印象づける研究として大きな影響を残しました。その影響を受けてか、損傷されていない側の大脳半球が反対の機能低下を代償するのを助けるようなリハビリテーション技法を開発できないものかと、私は考えています。

さて、失語症に加えて右半側空間無視症状がある場合の検査について考えてみましょう。たとえば、口絵の図21のように、選択肢が左、中央、右にそれぞれ振り分けられているような検査をしたとします。右半側空間無視の患者さんは、正答が右側にあると、それに気づかないために、やむをえず他の選択肢を選ぶ可能性があります。極端な場合には、正答が右に配置されている場合にはやさしい問題でも誤り、左側にある場合はそれよりむずかしい問題でも誤らないことがあります。問題の難易度ではなく、正答の位置によって成績が左右されるというこの現象は、右半側空間無視の影響と考えられます。この場合、患者さんの成績は実際の能力と異なる可能性が高いわけですから、選択肢を縦一列に並べるなどの工夫が必要です。

このように、検査結果に影響する可能性がある要因をできるかぎり排除してこそ、正確な検査ができるのです。別の例として、視力検査を考えてみましょう。視力検査はランドルト環という、一カ所が切れている輪を使って、その切れている方向を指示する方法が一般的です。しかし、大まかな視力測定に仮名文字が使われることもあります。通常、視力は見る対象によって変動することはありません。しかし、失語症者のように、仮名文字音読が困難な人を対象にする場合は、文字指標による視力検査では視力が実際より悪く出るおそれがあります。それでは視力検査の本来の目的を達成することができません。

〈うつ状態〉は失語症に合併する精神症状として、頻度が高いといわれています。ブローカ失語症者にみられることが多いようですが、その他の失語タイプの患者さんにもみられます。脳損傷の回復期に出現する、いわゆる〈症候性うつ〉の状態に対しては、抗うつ剤が効果的だそうです。投薬と平行してリハビリテーションを行って身体の機能が改善してくるにつれ、うつ状態も次第に目立たなくなっていくようです。しかし、自分のおかれたつらい状態に向き合うことで生じる、いわゆる〈反応性うつ〉状態は、単なる投薬では軽減しにくいといわれます。

ウェルニッケ失語症者の場合は、病識が出てから反応性うつ状態がみられます。話がうまく通じないのは自分のせいであり、相手が悪いのではないことを認識するからです。ウェルニッケ失語症者は、運動麻痺《まひ》がなく移動に問題がないことが多いだけに、自殺をほのめかすような患者さんには特別の配慮が必要です。私は病院のトイレの小窓から飛び降りようとしたウェルニッケ失語の患者さんを知っています。病院のスタッフはその方がうつの状態にあることを知っており、危険な場所に鍵をかけるなどの対策を取っていたのですが、まさかそんな小さな窓から脱出しようとは考えなかったのです。

患者さんは自分の身に突然降りかかった失語症という障害のために、人との楽しい交流がむずかしくなります。それだけでなく、運動麻痺があれば移動が制限され、復職できなければ経済的基盤を失い、何もできなくなったように思える自分に対して自信を失うこともあります。このように、何重もの喪失体験を持ち、人生設計の変更を余儀なくされた患者さんが落胆するのは、むしろ当然のことでしょう。患者さんが抱く心の深淵は、その状態を経験していない私たち健常者にはうかがい知ることのできないほど深いといってもよいでしょう。ですから、私たちはできるかぎり患者さんの立場に立って、その心の状態を理解するように努めたいものだと思います。少なくとも、患者さんを追いつめるような事をしてはならないと思います。

それでは、うつや不安状態が持続したためにリハビリテーションへの意欲が低下した患者さんに、どう対応したらよいでしょうか。極端な場合には、患者さんはリハビリテーションに乗らないだけでなく、拒否することもあります。限られた入院期間内に最大限のリハビリテーション効果を得たいと願うあまり、スタッフもご家族もあせって「ガンバレ、ガンバレ」と患者さんを励まし、何とかしてリハビリテーションに取り組んでもらおうと苦慮します。たしかに、何もしないでいては、リハビリテーションの効果が上がるはずはありません。しかし、うつ状態にある人に「ガンバレ」と言ったところで、意欲が出るはずもありません。周囲からの励ましが伝わるだけに、それに応えられない自分が情けなくなってさらに落ち込んだりします。しかし、患者さんは失語症という突然のできごとに耐え、これまでじゅうぶんがんばってきたのです。

このようなとき、「落ち込むことだってありますよね」と意欲が出ないことに対する罪悪感から患者さんを解放し、「職場に戻れるかどうかが不安なのですね」と患者さんの不安を言語化し、「元気が出ないときは休んでもいいのですよ」と心をリラックスさせることも、ときには必要ではないでしょうか。いやいやながらのリハビリテーションを強要することより効果を持つこともあるのではないかと思います。なぜなら、このような言葉や態度が引き金となって患者さんが元気を取り戻し、以前にも増して真剣にリハビリテーションに取り組むこともあるからです。

言語聴覚士のこと

会話を成立させるためにはどのような能力が必要でしょうか。

会話には、相手の声を聞き取り、何を言っているのかその意味を理解し、それに応じた適切な内容を組み立てて、それを言葉として話し、相手はその声を聞く、という過程が含まれます。そのためには、聴力や構音能力だけでなく、理解や表出に必要な脳の機能が保たれていなければなりません。さらに、話題を維持し、筋道が通った会話を継続するために必要な機能、すなわち思考、注意、記憶、知的能力、情動などがじゅうぶんに発達し、保たれている必要があります。このうちのどれが障害されても会話は成立せず、それぞれの障害に対する適切な対応が必要となります。

このような聴覚障害、音声障害、構音障害、吃音《きつおん》、言語発達障害、高次脳機能障害などの障害を持つ人々に対して、その機能の維持向上にかかわるのが言語聴覚士（ST）です。言語聴覚士が活動する分野は、病院やリハビリテーションセンターなどの医療機関だけでなく、保健所や保健センター、肢体不自由児施設、身体障害者福祉センター、介護老人保健施設などの保健・福祉機関、さらには聞こえと言葉の教室、聾《ろう》学校、養護学校、教育センターなどの教育機関など広範囲にわたっています。また、開業の道も開かれています。専門職種として国家資格化されたのは一九九七年と最近ですが、日本で最古の記録は今から百年も前のことになります。ここで言語聴覚士について簡単にまとめてみたいと思います。

全国で言語聴覚障害を持つ人は五二三万人と推計されています。ところが、国家資格を持つ言語聴覚士は二〇〇三年現在、七八〇〇人足らずです。言語聴覚障害者の障害は、内容も重症度もその必要もそれぞれに異なりますから、基本的にはそれぞれの状況に応じた個別のアプローチをじっくり行う必要があります。そのため、一人の言語聴覚士が一日に対応できる人数には限度があり、需要と供給のあいだには極端なアンバランスがみられます。つまり、現在、言語聴覚障害を持っている人に対するサービスは、質量ともにまだまだ不足している状態です。そのため、言語聴覚士の養成は法制化後急ピッチで進んでいます。

教育は高校卒業後三年間から大学院まで、さまざまな課程で行われています。共通しているのは、法律によって定められている科目を履修し、臨床実習を経て国家試験に合格してはじめて言語聴覚士となる点です。専門職として言語聴覚障害に関する知識は当然のことですが、それ以外の言語学や音声学、音響学や情報理論、そして医学と心理学など多岐にわたる知識が必要とされています。

このような教育を受けた言語聴覚士が今後毎年一〇〇〇人以上が仲間に加わる予定ですので、言語聴覚士の必要数はしばらくすれば充足する計算です。今後は、言語聴覚士の質を向上させ、サービス提供システムを整備していくことが、言語聴覚障害を持つ人に対する私たちの責任です。このため、言語聴覚士は日本言語聴覚士協会という団体を設立し、この問題に取り組んでいるところです。

最後に言語聴覚士として私個人の歩みについてお話ししましょう。

大学在学中にひとりの失語症患者さんに出会ったことをきっかけに、言語聴覚士を目指すようになったことは第1章で述べたとおりです。しかし、目標は定めたものの、その後の私は敢えて言語聴覚士になるための直線コースを選びませんでした。一年間の留学を経て大学を卒業した私は、一般企業に就職しました。言語聴覚士として高齢の方々に接するためには、まず自分の人間性を高め、社会性を磨くことが必要だと思ったからです。

五年間の充実した社会経験を経て、二八歳を目前にして決断の時がきました。私が目指していた国立の養成所には、受験年齢制限があったからです。すでに結婚し、仕事も面白いと感じていたときでした。言語聴覚士となるためには、仕事を辞めなければなりません。そして、もう一度学生をやりなおさなくてはなりません。そこで仕事を続けるのか、辞めて新しい世界に踏みだすのか、私は再度自問しました。入試の競争率は非常に高く、不合格の可能性もじゅうぶんありました。また、自宅から学校までは遠距離でしたから、毎日早朝から夜遅くまで続く授業についていく気力と体力があるか、不安でもありました。しかし、どれだけ状況が厳しくみえても、私は言語聴覚士になりたいという思いを消すことができませんでした。

こうして、仕事を辞め、短い受験勉強を経てなんとか試験に合格し、嵐のような学校生活を無事終了して、ようやく夢を実現したのです。そのとき私はすでに二九歳、一緒に学んだ仲間三〇人のなかでも三番目に年長という、かなり年のいったルーキーでした。

多岐にわたる言語聴覚障害のなかでも、失語症は私にとってはじめから特別な存在でした。ですから、卒業と同時に研究所に就職した私は、精力的に失語症の臨床と研究に取り組みました。その後、夫の転勤先の北海道では貴重な臨床経験を積むこともできました。言語は他の高次脳機能とも密接に関連していますので、私が対象とする領域は認知、記憶、注意などにも次第に広がっていきました。こうして神戸大学に移った現在、私は失語症と半側空間無視を中心に、脳損傷によって出現するさまざまな高次脳機能障害を対象に、教育、研究、臨床を行っています。

障害を持ちつつ生きる

失語症の患者さんは全国で四〇万人とも五〇万人ともいわれています。これほど患者数が多いにもかかわらず、失語症に対する理解はまだまだ不足していると思います。言語というコミュニケーション手段をもぎ取られた患者さんの多くが、落胆し、ひきもってしまうためなのかもしれません。事実、自宅に戻ってからあれもしたい、これもしたいと期待しつつ退院したはずなのに、しばらくして訪問してみると何も実現できずにしょんぼり留守番役をしている、という厳しい現実にも接します。家の外へは一歩も出ず、訪問する人もいないのでは、周囲の人に失語症を理解してもらう機会はありません。

残念ながら、失語症に有効な薬は現時点では開発されていませんし、画期的なリハビリテーション法も今のところありません。つまり、失語症になってしまったら、それを持ちつつ生きていかなければならないわけです。人間としての価値や尊厳はそれまでと変わらないはずですが、失語症を抱えた生活は以前とは激変します。このため、私たち言語聴覚士は患者さんのよき理解者でありたいと願いつつ、その症状の改善のために最善の努力をします。しかし、残念なことに、現行制度の枠組みでは、失語症者がいつまでも必要なだけリハビリテーションを受けるというわけにはいきません。したがって、患者さんはどこかの時点で障害を持つ自分を認め、これまでの人生設計を新しい局面に応じて変更する必要があるのです。

失語症という障害を持ちつつ生きることは、たやすいことではありません。多くの人は、この理不尽な障害を背負い込んでしまった自分はこの世で一番みじめな存在だ、と感じるようです。ところが、病院でのグループリハビリテーションなどで、自分と同じように失語症で苦労している他の患者さんに出会うと、自分だけがつらい思いをしているわけでないことに気づきます。その結果、患者と家族は孤立感から解放され、同じ症状を持つ仲間との連帯感を抱き、悲観的な考え方を修正できるようになります。

退院後の生活においても、同じことがいえると思います。つまり、患者さんが障害を持ちつつよりよく生きるためには、励まし合える仲間が必要なのです。その意味で、失語症を持つ人の会（全国組織として「全国失語症友の会連合会」）は心強い存在といえます。地域レベルの小規模なつどいや小旅行から、全国レベルの大会まで多くの集まりが開かれますし、定期的に発行される刊行物から、仲間の動向や生活に必要な情報も得ることができます。私はいくつかの友の会活動に参加させていただいてきましたが、みなさんが心から楽しそうにしていることに、いつも感銘を受けます。麻痺のために会場にたどり着くのもひと苦労という人も、重度失語のために自分からの話はほとんどできないという人も、明るくなごやかな時を過ごせるのは、やはり仲間同士だからなのでしょう。

障害を持ちつつ生きるためには、自分を価値ある存在だと考えられるような何かを持つ必要があると思います。身体機能に問題がなくても、失語症のために職場復帰を果たせないことが少なくありません。収入を得ていた人が復職できれば、自分の価値を経済面で認めることができるでしょう。しかし、そうでなくても、夫が妻の代わりに家事をするなどの役割交代をしたり、家族の送迎役などのような新しい役割を果たしたりすることは、うまくいけば同様の意義を持つと考えられます。また、不自由になった右手に代えて、左手で書道、陶芸、写真、人形作り、絵などを学び、作品を生み出すまでに上達することは、趣味の面で自分を再評価することにつながります。重度失語症の三谷誠宏さんの場合も同様です。発することができるのは「キョットントン」というただひとことでしたが、たった一人で自動車を運転して全国走破したのです（NHKきらっといきる制作班編『NHKきらっといきる　いのち輝く障害者たちの物語』汐文社、二〇〇二）。旅を振り返る三谷さんの明るい笑顔が三谷さんの自信を物語っているように見えました。

このように、誇れるものを持っているかどうかは、失語症の重症度とはあまり関係がないかもしれません。おそらく、自分がほかの人の役に立っていると思えるとき、人は自分に価値を見いだすのではないでしょうか。病院に臨床実習に来た学生を相手に、失語症の患者さんがいつもより張り切っているように感じることがあります。これは失語症である自分が、その障害の故に学生の勉強の役に立っている、ということを感じて自分を再発見したからなのではないでしょうか。

「パッチンしておばあちゃん」というビデオ作品（原作：関丕《ひろ》『光の中の生と死』朝日新聞社、一九九〇）があります。これは脳幹障害による〈閉じ込め症候群〉のために、まばたき以外の表出手段を奪われたおばあちゃんの実話です。閉じ込め症候群（locked-in syndrome）とは、外見上は体を動かすことも話すこともできないのですが、意識や精神機能は正常に保たれる状態をいいます。目を動かしたり、開閉はできますので、これを利用してコミュニケーションをとることはできるのです。この方は百人以上の人たちに直接間接に助けられて、三年以上ものあいだ、寝たきりの入院生活を送りました。この間におばあちゃんを支える若い女性たちが自分の悩みを話すようになり、それに対しておばあちゃんはまばたきでアドバイスを与え、彼女たちに生きることのすばらしさ、大切さを教えたのです。体はまったく動かないおばあちゃんでしたが、その適切なアドバイスは、女性たちの生き方に大きな影響を与えました。その意味で、おばあちゃんは価値ある存在であったといえましょう。

失語症を持つ人も、コミュニケーションに制約はあるものの、たくさんの経験を積み重ねた価値ある存在なのです。この当たり前のことを最後に再確認して、この本を閉じたいと思います。

あとがき

私の研究室からは澄みきった青い空と新緑の木々、そしてその向こうにはかすかに明石大橋が見えます。私は神戸市の西に位置する神戸大学医学部保健学科に来て、五回目の春を迎えています。

着任当初ははじめての場所で一からのスタートでしたから、とまどいの連続でした。しかし、この四年間で少しずつ私なりにここに根をおろしてきたように思います。今年は私の研究室に大学院生七人（前期課程五人、後期課程二人）と学部生三人が新たに加わり、熱心に神経心理学的研究に取り組みはじめています。

神経心理学とは、失語や失行、失認、半側空間無視、記憶障害などの症状から脳の機能を考える学問です。私のところに来る院生の多くは、理学療法士、作業療法士、言語聴覚士として、現場でリハビリテーションに携わっている（あるいは携わろうとしている）人です。院生たちはみな、脳損傷によって損なわれた人間の高度な精神活動をふたたび取り戻すためには、神経心理学的手法を学ぶことが必要だと考えて大学に戻ってきたのです。

神経心理学的手法は、言語聴覚士としての私の活動にも不可欠でした。本書で紹介したMITや純粋失読のリハビリテーションは、そのいい例です。私は、東京都神経科学総合研究所時代に、この領域の先駆者杉下守弘先生に神経心理学の手ほどきを受けて以来、患者さんに成果を還元できるような臨床と研究をしたいと考えてきました。

患者さんの脳の機能がどのような機序で障害されているのか、残された機能でどのように本来の精神活動を代償できるのか、ということで私の頭は一杯でした。つまり、どうしたら効果的なリハビリテーションができるか、ということが私の関心事だったわけです。

私は言語聴覚士という仕事に誇りを持っています。もし人に使命というものが与えられているとしたら、これこそが私の使命だと思っています。これまでの経験から得たことを次の世代に伝えたいという思いから、家族と離れてまで神戸大学に移って来たのです。「先生は熱い人ですね」と学生からよく言われます。こんな態度は今どき、はやらないかもしれませんが、それでも私は「熱い人」でいたいのです。

非常勤講師として神経心理学を教えた東京学芸大学や東京都立大学でも、言語聴覚療法専攻がないここ神戸大学でも、言語聴覚士を目指す学生が何人か現われました。すでに勉学を終え、臨床家として歩んでいる人もいます。国家資格となったとはいえ、この職種の勤務条件は必ずしもよいとはいえません。しかしなお、仕事にやりがいを感じてくれるとすれば、この道を示した私としてはうれしいかぎりです。

不特定多数への情報伝達をマス・コミュニケーションといいますが、大教室での授業においてさえ、ひとりひとりの目を見て心を込めて語りかければ、熱い思いは伝わるのではないかと思います。

高齢者の集団に大声でアナウンスをしても、なかなか行動に移してもらえないことがあります。ところが、そのなかの一人にささやき声で同じことをいうとすんなり応じてもらえ、ささやき声での伝達は次々に広がって、全体として早く行動できたという報告があります。これはマス・コミュニケーションがパーソナルなコミュニケーションへとかたちを変えた結果と解釈できそうです。人と人とのコミュニケーションの重要性を示す例といえましょう。

残念なことに、失語症は言語によるパーソナルなコミュニケーションにも大きな影を落とします。本書で何度も強調したように、言語障害、なかでも失語症があると、自分の障害を言葉で伝えることが困難で、周囲から少なからず誤解を受けるのです。

私はこの点がいつも気になっていました。失語症を話すことだけの障害だと思っている人や妙に子ども扱いしてしまう人がいかに多いか、見聞きすることが多かったからです。その誤解を解きたいというのが、本書を執筆する大きな目的でした。また、言葉という記号が持つ不思議な側面や脳の働きの巧みさ・不思議さにも触れたいと思いました。どれだけのことが表現できたか心もとないのですが、失語症状とそれをめぐる問題について、いささかの説明はできたのではないかと思っています。なお、登場した患者さんは一人として実在せず、私がこれまで出会った多くの方々のいろいろな状況を織り交ぜて書いたフィクションです。

思い返すと、私には言語聴覚士という職種を紹介する機会が三回ありました。一回目は東京銀行での充実した仕事を断念して、国立身体障害者リハビリテーションセンター学院に入学を決めた時期に受けた雑誌の取材です。女性の職業選択についての特集号で、転職を決めた数人の女性の記事が掲載されました。私は、「体が二つあったらよかった」というようなことを述べた記憶があります。この時代にはまだ言語の専門家という職種はほとんど知られていなかったため、読者からの反響がかなりあったということです。言語聴覚士の社会的認知度を上げるという意味では、私の記事も少しは役立ったかもしれません。

二回目は神戸大学に移ってすぐ、NHKテレビのBSスペシャルに登場した時です。単身赴任した妻を主人公に、その仕事や生活、家族との関係を取材した番組でした。五〇分の番組制作のために、四カ月間にわたって取材を受けました。この時には、失語症者への理解を深めるような番組作りを特にお願いしましたので、喚語困難や錯語、復唱や理解の障害などを中心とした失語症状やリハビリテーションの様子などを映像に収めることができました。

そして、三回目が本書です。ここには、失語症やそれに関連する症状と苦闘してきた言語聴覚士としての私が書かれています。失語症について書かれた一般向けの本はほかにもありますが、家族のことや失語に対する思いなどを述べているのは本書だけではないかと思います。

今の私があるのは、家族の励ましのおかげでもあります。夫と大学二年の長男は、私が仕事を続けられるようにと、家事に協力したり、不完全なところを我慢したりして私を支えてくれました。特に、私が単身赴任するときには、週日は妻（あるいは母）不在という異常事態を快く受け入れ、声援してくれました。私が毎週末自宅に帰るとはいえ、それだけでは栄養や衛生の面で主婦としての役割を完璧にこなせるわけがありません。家族には本当に感謝してもしきれない気持ちです。

同時に、家族は言語聴覚士としての私を磨いてもくれました。夫も息子も読書が好きなばかりか、言葉に対する感受性が鋭く、家族のあいだでは言葉をテーマにした議論がよく交わされています。本書には、しりとりや辞書のエピソードが出てきますが、私は家族との会話を通して言語や言語行動について理解を深めてきたと思います。

たとえば、本書には制限時間内に動物の名前をできるだけたくさん想起する、という課題が出てきます。動物というカテゴリーに属する名前の想起は、語頭音による単語の想起、たとえば「あ」で始まる言葉の想起、とは異なった脳の働きをみているといわれます。最近の研究では、語頭音による想起のほうが前頭葉の機能に負うところが大きいといわれています。私は家族と一緒にこのような言葉遊びを楽しみ、また言葉について意見を述べあうことを通じて、この研究結果を知る前にすでに二つの語想起課題のちがいについて考えていました。さらには、これらの課題と脳の機能との関連をある程度予測することさえしていたように思います。このように、私は言葉好きの家族からよい刺激を受け、それを自分の仕事に反映させることができたのです。

あとがきを終えるにあたり、これまで出会った多くの患者さんに心からの謝辞を捧げたいと思います。患者さんからたくさんのことを教えられ、また多くの励ましを受けました。また、言語聴覚士へのきっかけを作ってくださった協和会病院の柏木敏宏先生、私の研究上のよき指導者、理解者である東京都神経科学総合研究所の石合純夫先生と、常に励まし支えあってきた楽しい仲間たち（小山康正先生、関理絵先生、李英愛先生、中野直美先生、小泉智枝先生、黒田純子先生、阿部晶子先生、小俣文子先生、紺野加奈江先生）にも感謝を捧げます。さらに、神経研時代、忙しい時間をやりくりしながら職種を越えた課外研究活動をともにした駿河台大学の渡邊裕子先生と輪湖史子先生（日本看護協会）にも感謝します。低身長症に関する記載はこの研究会活動の一部をまとめた『保健・医療・福祉をつなぐ　考える技術』（医学書院、一九九七）から抜粋させていただきました。

最後に、長男が小さかったときにはその養育のために、娘の神戸大学赴任後は残された家族の健康のために、いつも心を砕いてくれている私の母にも心からの感謝を捧げたいと思います。

二〇〇三年　四月

著　者

失語症に関連する情報

1．相 談 機 関

言語聴覚士の職能団体

日本言語聴覚士協会（〒160-0023　東京都新宿区西新宿8-5-8　正和ビル304号，Tel：03-5338-3855，Fax：03-5338-3856，e－mail：jas2000@themis.ocn.ne.jp，HP：http://www.jaslht.gr.jp/）

失語症者の団体

特定非営利活動法人　全国失語症友の会連合会（〒162-0067　東京都新宿区富久町2-29　ハイム富田103号，Tel：03-3357-4485，Fax：03-3357-4456，HP：http://www2u.biglobe.ne.jp/～japc/）

2．参 考 図 書

一般向け図書

波多野和夫編著『失語症のホームケア』（医歯薬出版，1999）
山口武典編著『脳卒中ことはじめ』（医学書院，2001）

専門書

本村　暁『臨床失語症学ハンドブック』（医学書院，1994）
濱中淑彦監修，波多野和夫・藤田郁代編『失語症臨床ハンドブック』（金剛出版，1999）
紺野加奈江『失語症の言語治療の基礎』（診断と治療社，2001）
石合純夫編著『言語聴覚障害学　基礎・臨床』（新興医学出版社，2001）
鹿島晴雄・種村純編『よくわかる失語症と高次脳機能障害』（永井書店，2003）

著者略歴
関　啓子（せき・けいこ）
神戸大学大学院保健学研究科客員教授。三鷹高次脳機能障害研究所 所長。（http://brain-mkk.net/）専門は神経心理学。言語聴覚士。医学博士。1976年国際基督教大学（ICU）教養学部語学科卒業。同年東京銀行（現東京三菱銀行）入行。1982年，国立障害者リハビリテーションセンター学院聴能言語専門職員養成課程卒業。（財）東京都神経科学総合研究所（現東京都医学研究機構神経科学総合研究所）ほかを経て，1999年神戸大学医学部助教授。医学部教授を経て，2008年神戸大学大学院保健学研究科教授。高次脳機能障害の領域で活動中の2009年７月，脳梗塞発症。10か月にわたるリハビリの末，翌年５月，職場復帰。しかし，非利き手での単身赴任生活を維持できず，2011年３月同大学退職。人間情報学会理事，日本高次脳機能障害学会評議員，日本神経心理学会評議員，日本脳損傷者ケアリングコミュニティ学会委員，日本リハビリテーション医学会正会員，日本言語聴覚士協会正会員。同学術誌編集委員。World Federation of Neurology（WFN）正会員。International Neuropsychological Association（INS）正会員。

主な著書（共著または分担執筆）：『言語聴覚障害学基礎・臨床』（新興医学出版社，1986），『右半球の神経心理学』（朝倉書店，1991），『高次脳機能障害のリハビリテーション』（医歯薬出版，2004），『言語聴覚士テキスト』（医歯薬出版，2005），『標準言語聴覚障害学 高次脳機能障害学』（編著，医学書院，2009）など。単著は『「話せない」と言えるまで言語聴覚士を襲った高次脳機能障害』（医学書院，2013）。標準化に関与した検査『WAB 失語症検査日本語版』（医学書院，1986），『BIT 行動性無視検査日本版』（新興医学出版社，1999）訳書（全て共訳）は Gazzaniga MS 著『社会的脳』（青土社1987），Heilman KM ら編『臨床神経心理学』（朝倉書店，1995），Devinsky O 著『神経心理学と行動神経学の100章』（西村書店，1999），など。

失語症を解く
言語聴覚士が語ることばと脳の不思議

二〇〇三年　五　月三〇日　初版第一刷発行
二〇一五年　三　月二〇日　初版第五刷発行

著　者　関　啓子
発行者　渡辺博史
発行所　人文書院
京都市伏見区竹田西内畑町九
電話〇七五（六〇三）一三四四
振替〇一〇〇〇－八－一一〇三

印刷　創栄図書印刷株式会社
製本　坂井製本所

ISBN978-4-409-94003-7 C1047